肌肉骨骼感染
——一本临床病例书

Musculoskeletal Infections
——A Clinical Case Book

主 编 （美）朱莉·雷兹尼克（Julie Reznicek）

（美）小保罗·W. 珀杜（Paul W. Perdue, Jr.）

（美）冈萨罗·贝尔曼（Gonzalo Bearman）

主 审 徐永清 李 军

主 译 谢 肇 石 健

辽宁科学技术出版社
·沈阳·

First published in English under the title

Musculoskeletal Infections: A Clinical Case Book

edited by Julie Reznicek, Paul Perdue and Gonzalo Bearman

Copyright © Springer Nature Switzerland AG, 2020

This edition has been translated and published under licence from

Springer Nature Switzerland AG.

图书在版编目（ＣＩＰ）数据

肌肉骨骼感染：一本临床病例书 /（美）朱莉·雷兹尼克 (Julie Reznicek)，（美）小保罗·W.珀杜(Paul W.Perdue,Jr.)，（美）冈萨罗·贝尔曼(Gonzalo Bearman) 主编；谢肇, 石健主译. —沈阳 : 辽宁科学技术出版社, 2022.1

ISBN 978-7-5591-2144-8

Ⅰ.①肌… Ⅱ.①朱… ②小… ③冈… ④谢… ⑤石… Ⅲ.①肌肉骨骼系统－感染－诊疗 Ⅳ.①R68

中国版本图书馆CIP数据核字（2021）第139775号

出版发行：辽宁科学技术出版社
　　　　　（地址：沈阳市和平区十一纬路25号　邮编：110003）
印 刷 者：辽宁新华印务有限公司
经 销 者：各地新华书店
幅面尺寸：210mm×285mm
印　　张：11.5
插　　页：4
字　　数：240千字
出版时间：2022年1月第1版
印刷时间：2022年1月第1次印刷
责任编辑：吴兰兰
封面设计：顾　娜
版式设计：袁　舒
责任校对：王春茹

书　　号：ISBN 978-7-5591-2144-8
定　　价：188.00元

投稿电话：024-23284363
邮购热线：024-23284502
E-mail:13194200992@163.com
http://www.lnkj.com.cn

译者名录

主　审

徐永清　李　军

主　译

谢　肇　陆军军医大学第一附属医院

石　健　联勤保障部队第 920 医院

副主译

杨晓勇　联勤保障部队第 920 医院

孙　东　陆军军医大学第一附属医院

王　毅　联勤保障部队第 920 医院

参译人员

陈星宇　李　霞　孙　东　石　健　肖晨亮　王　毅

徐文濚　谢　肇　俞先水　杨晓勇　张　虎　张曦娇

译者简介

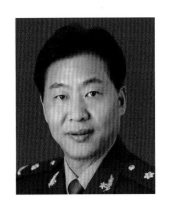

谢肇，陆军军医大学第一附属医院骨科，主任医师，教授，博士研究生导师。

学术任职：AO Trauma 骨科抗感染专家组核心成员，中国研究型医院学会骨与关节感染学组组长。

主要研究（专长）与学术成就：近年来主持骨感染相关课题 8 项，在国内外发表学术论文 80 余篇，SCI 论文 50 余篇。以第一完成人获得重庆市科技进步一等奖 1 项——《感染性大段骨缺损救治关键技术及临床应用研究》，参与国家科技进步二等奖 1 项——《战创伤复杂性骨缺损救治关键技术及临床应用》，参与军队科技进步一等奖 1 项——《抗感染组织工程骨的研究与应用》。

主要致力于创伤后骨感染临床及相关基础研究，年收治创伤后骨髓炎患者 400 余例，相关研究工作受到国际同行的高度认可。2014 年，应邀参编 AO Trauma《骨科感染治疗原则》，并主持其中 3 个章节的编写。2016 年，受邀出席 AO Trauma 第一届骨科抗感染专家工作组成立大会，并成为该专家组 6 名成员之一。参与了"骨折相关性感染定义"国际专家共识的编写。

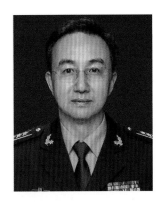

石健，解放军联勤保障部队第 920 医院骨科，副主任医师，医学博士，博士后，昆明医科大学、大理大学硕士研究生导师。中国医师协会骨科分会外固定与修复重建学组委员，云南省康复医学会理事，云南省康复医学会脊柱与脊髓损伤学组常务委员。《中国修复与重建外科杂志》编委，《骨科杂志》编委。主要从事骨感染疾病及脊柱退变性疾病的临床科研与治疗工作。参编骨科专著 8 部，其中主编 1 部，副主编 2 部。在《中华外科杂志》《中华创伤杂志》《Journal of Spinal Disorder & Technology》等国内外专业学术杂志发表论文 40 余篇。主持国家级及省部级基金 4 项，获得云南省科技进步一等奖、二等奖和三等奖各 1 项，军队科技进步三等奖 1 项，获得国家专利授权 3 项。

译者序

感染是一种伴随人类数万年发展史的疾病。长久以来，无数医者对感染的理论和实践进行了不懈的研究和探索。90多年前，青霉素问世后，各类新型抗生素也相继问世，它们促进了感染控制水平的飞速提升，战胜感染似乎指日可待。但随着耐药菌株、甚至多重耐药的"超级细菌"的出现，高能量损伤数目的剧增以及老龄化社会的到来，各种感染卷土重来，新的矛盾与困难如一座座大山再次横亘在每位医者面前。时至今日，感染仍然是各科医生的头号大敌，也是无数医生的梦魇。

肌肉与骨骼是全身分布最为广泛的器官。肌肉骨骼感染具有许多不同于其他器官的临床特征。近年来，各种新理论与新技术的出现促进了临床治疗理念和方法的变革。正是基于这个原因，来自美国弗吉尼亚联邦大学的3位传染病科、创伤科的医生联手撰写了本书。本书涉及创伤科、脊柱外科、颌面外科和皮肤科等多个学科。每一章节从一个较为典型的临床病例入手，笔者运用扎实的理论基础和丰富的临床经验，全面系统地分析了感染的临床特点，从诊断、外科手术治疗、抗生素的使用等诸多方面深入探讨这类骨与软组织感染疾病的临床诊治原则。在每一章节的最后，笔者还将前述的各方面知识，凝练为数条临床精要，罗列给各位读者。简洁明了、通俗易记、实用性极强。因此，本书是一部紧密结合临床，专注于治疗骨骼肌肉感染疾病的优秀的专业书籍。

为了提高国内医生对这类疾病的认知，我们组织多位有多年处置肌肉与骨骼感染相关疾病经验的临床医生翻译了此书。他们中间，除了有骨创伤科医生，也有颌面外科、病理科和皮肤科医生。译者中多为医学博士或硕士，他们用丰富的临床经验、高超的外语水平以及严谨的工作态度保证了翻译工作的高效完成。主审徐永清和李军教授的严格把关也为本书的高品质提供了有力的保证。但在翻译过程中，难免有疏漏之处，也请各位同道给予批评指正。

希望本书有助于临床医生更好地理解感染，并将这些知识应用于临床工作中，给患者带来更多的益处。

谢 肇 石 健

2020 年 12 月

前言

随着医学专业化程度的提高，骨骼肌肉感染呈现出了独特性。本书中，我们阐述了 20 例与骨骼肌肉感染性疾病相关且具有挑战性的诊断和处理方法，特别强调临床精要和外科协作。

仅以此书献给那些帮助医学发展的患者和同仁们！

Richmond, VA, USA   Julie Reznicek

Paul W. Perdue, Jr.

Gonzalo Bearman

编者名录

Burak Altintas, **MD** Hospital for Special Surgery and New York Presbyterian Hospital, New York, NY, USA
Weill Cornell Medicine, New York, NY, USA

Gonzalo Bearman, **MD** Division of Infectious Diseases, Virginia Commonwealth University, Richmond, VA, USA

Yelena Bogdan, **MD** Department of Orthopaedic Surgery, Geisinger Holy Spirit, Lemoyne, PA, USA

Michael P. Campbell, **MD** Department of Orthopaedic Surgery, Virginia Commonwealth University, Richmond, VA, USA

Alison C. Castle, **MD** Department of Medicine, Massachusetts General Hospital, Boston, MA, USA

Michelle Doll, **MD** Division of Infectious Diseases, Virginia Commonwealth University, Richmond, VA, USA

Jamie L. Engel, **MD** Department of Orthopaedic Surgery, Virginia Commonwealth University, Richmond, VA, USA

Naomi E. Gadinsky, **MD** Orthopedic Trauma Service,
Hospital for Special Surgery, New York Presbyterian Hospital, Weill Cornell Medical College, New York City, NY, USA

Emily Godbout, **DO**, **MPH** Department of Pediatrics,
Division of Pediatric Infectious Diseases, Children's Hospital of Richmond at Virginia Commonwealth University, Richmond, VA, USA

Montgomery W. Green, **PharmD**, **BCPS**, **BCIDP** Belmont University College of Pharmacy, Nashville, TN, USA

Daniel R. Hawkins, **DMD** Division of Oral and Maxillofacial Surgery, Virginia Commonwealth University, Richmond, VA, USA

David L. Helfet, **MD** Hospital for Special Surgery and New York Presbyterian Hospital, New York, NY, USA

Weill Cornell Medicine, New York, NY, USA

Joanna J. Horstmann, **MD** Department of Orthopaedic Surgery, Virginia Commonwealth University, Richmond, VA, USA

Jonathan Isaacs, **MD** Department of Orthopaedic Surgery, Virginia Commonwealth University, Richmond, VA, USA

William Koch, **MD** Department of Pediatrics, Division of Pediatric Infectious Diseases, Children's Hospital of Richmond at Virginia Commonwealth University, Richmond, VA, USA

Glenn E. Lee, **MD** Department of Orthopaedic Surgery, Virginia Commonwealth University, Richmond, VA, USA

Ashley E. Levack, **MD**, **MAS** Orthopedic Trauma Service, Hospital for Special Surgery, New York Presbyterian Hospital, Weill Cornell Medical College, New York City, NY, USA

Andy O. Miller, **MD** Hospital for Special Surgery and New York Presbyterian Hospital, New York, NY, USA

Weill Cornell Medicine, New York, NY, USA

Gele B. Moloney, **MD** Department of Orthopaedic Surgery, University of Pittsburgh Medical Center, Pittsburgh, PA, USA

Sandra B. Nelson, **MD** Department of Medicine, Division of Infectious Diseases, Massachusetts General Hospital, Boston, MA, USA

Harvard Medical School, Boston, MA, USA

Caitlin P. Oravec, **PA** Mayo Clinic, Rochester, MN, USA

Douglas R. Osmon, **MD** Mayo Clinic, Rochester, MN, USA

Jonathan K. Pan，**MD** Division of Infectious Diseases，Virginia Commonwealth University，Richmond，VA，USA

Tejas T. Patel，**MD** Department of Orthopaedic Surgery，Division of Orthopaedic Trauma，Virginia Commonwealth University，Richmond，VA，USA

Paul W. Perdue，**Jr.**，**MD** Department of Orthopaedic Surgery，Division of Orthopedic Trauma，Virginia Commonwealth University，Richmond，VA，USA

Rick Placide，**MD** Department of Orthopaedic Surgery，Virginia Commonwealth University，Richmond，VA，USA

Julie Reznicek，**DO** Division of Infectious Diseases，Virginia Commonwealth University，Richmond，VA，USA

Jibanananda Satpathy，**MD** Department of Orthopaedic Surgery，Virginia Commonwealth University，Richmond，VA，USA

Seth J. Schweitzer，**DPM** Department of Orthopaedic Surgery，Virginia Commonwealth University，Colonial Heights，VA，USA

James Shaw，**MD** Hospital for Special Surgery and New York Presbyterian Hospital，New York，NY，USA

Weill Cornell Medicine，New York，NY，USA

Ashley Shoultz，**NP** Department of Plastic Surgery，Wound Healing Clinic，Virginia Commonwealth University，Richmond，VA，USA

Robert A. Strauss，**DDS**，**MD**，**FACS** Division of Oral and Maxillofacial Surgery，Virginia Commonwealth University，Richmond，VA，USA

Alexander R. Vap，**MD** Department of Orthopaedic Surgery，Virginia Commonwealth University，Richmond，VA，USA

David S. Wellman，**MD** Orthopedic Trauma Service，Hospital for Special Surgery，New York Presbyterian Hospital，Weill Cornell Medical College，New York City，NY，USA

Michael E. Wright，**PharmD**，**BCPS**，**BCCCP** Williamson Medical Center，Franklin，TN，USA

目录

第一章
择期骨科手术术前葡萄球菌的去定植

Michelle Doll, Gonzalo Bearman

病例

一名 58 岁男性，有 2 型糖尿病病史、吸烟史（每天半包），伴肥胖（BMI 30）及骨性关节炎，到骨科门诊行右膝关节置换术（TKA）的病情评估。经评估，患者在保证糖尿病病情得到良好控制以及戒烟后，可施行手术。3 个月后，患者糖化血红蛋白水平（HbA1c）从 8.2% 降至 7.3%，并成功戒烟。随后，在定植菌筛查试验中，鼻腔拭子发现该患者有耐甲氧西林金黄色葡萄球菌（MRSA）定植，患者在术前 5 天接受了葡萄球菌的去定植治疗，包括每天用 2% 的氯己定溶液沐浴，每天两次 2% 莫匹罗星鼻膏外涂，以及 0.12% 的氯己定溶液漱口，并在术前预防性静脉注射万古霉素（按千克体重），作为感染预防性外科用药。

不幸的是，该患者术后发生并发症，伤口持续有引流液流出。术后 30 天内行关节抽吸液培养，结果显示感染甲氧西林敏感的金黄色葡萄球菌（MSSA）。

讨论

手术部位感染（SSIs）由可改变或不可改变的危险因素驱动。该患者的治疗团队竭尽

M. Doll (✉) · G. Bearman
Division of Infectious Diseases, Virginia Commonwealth University,
Richmond, VA, USA
e-mail: michelle.doll@vcuhealth.org

© Springer Nature Switzerland AG 2020
J. Reznicek et al. (eds.), Musculoskeletal Infections,
https://doi.org/10.1007/978-3-030-41150-3_1

全力试图降低他行全膝关节置换后产生并发症的风险。在与人工关节感染有关的病原微生物中，金黄色葡萄球菌感染是最为常见和最顽固的细菌病原体之一[1]。葡萄球菌很容易在这些假体材料上形成生物膜[2]，尽管有组织细菌培养、清创和延长抗生素疗程等措施，但在翻修术后往往会出现感染复发和细菌反复定植。研究表明，术前行氯己定溶液沐浴和外用莫匹罗星鼻膏进行葡萄球菌去定植的治疗，与手术患者的 SSIs 降低有关，特别是对于那些接受择期骨科手术的患者[3~5]。相关研究摘要见表 1.1。葡萄球菌去定植有两种不同的方案，即针对性的和普遍性的；针对性的方案是进行 MRSA 或 MSSA 的鼻部筛查，并仅为鼻腔拭子发现这些微生物呈阳性的患者提供去定植方案。这种方案的局限性是鼻拭子结果的假阴性或鼻部筛查中，可能漏掉鼻部以外的部位存在金黄色葡萄球菌感染的情况[6]。相反，普遍性方案是为所有术前患者提供去定植治疗，而不考虑筛查结果。理论上，此方案的缺点是过度使用氯己定或莫匹罗星，可能引起潜在的耐药性[7]。而支持普遍性方案的证据在 ICU 人群中最强。一项多中心、随机临床试验发现，与随机接受有针对性地去定植干预组相比，接受普遍性去定植治疗方案患者，全因中心导管相关感染率以及 MRSA 血流感染率显著减少[8]。在全关节置换的患者中，也对普遍性去定植方案进行了评估，虽然是小规模的观察研究，其结果也令人振奋[9]。

表 1.1　术前去定植关键研究摘要

文献	摘要
Bode 等[3]	双盲随机对照多中心试验，葡萄球菌携带者用鼻用莫匹罗星和氯己定皂去定植或给予安慰剂治疗。504 例去定植患者中 17 例出现葡萄球菌 SSIs（发生率 3.4%），413 例安慰剂患者中有 32 例出现葡萄球菌 SSIs（发生率 7.7%）。
Rao 等[4]	将 741 例患者的历史对照与 1440 例接受定植菌筛查，使用鼻用莫匹罗星鼻膏和氯己定皂针对性去定植的干预患者（n=321）进行比较。SSIs 从 20/741（发生率 2.7%）下降到 17/1440（发生率 1.2%）。研究还前瞻性地将 321 例定植患者与未参与筛选 / 非定植计划的患者进行"同时对照"，这些患者可能已经定植并继续发展为葡萄球菌 SSIs；321 例患者在两年的随访中均未出现葡萄球菌性 SSIs。
Kim 等[5]	用鼻用莫匹罗星和氯己定皂进行针对性去定植，与历史对照组比较，所有选择性一期全关节置换术和 SSIs 发生率。选择性去定植期间，SSIs 为 13/7019（发生率 0.19%），干预前为 24/5293（发生率 0.45%）。
Stambough 等[9]	普遍性和针对性去定植方案对比，将 2011—2013 年选择性关节置换术的针对性去定植方案与 2013—2015 年普遍去定植方案进行比较，均使用了鼻用莫匹罗星和氯己定肥皂。4 年来共纳入超过 4000 例患者，选择性干预组有 15 例（0.8%）SSIs，普遍干预组有 5 例 SSIs。葡萄球菌特异性 SSIs 也从 10 降至 2。

值得注意的是，细菌去定植的措施可能不能完全根除患者体内的细菌（有机体）。该措施的总体目标是当患者在术前面临感染的最大风险时，应尽可能地减少葡萄球菌和其他皮肤菌群的生物负荷。研究表明，即使持续使用 5 天 4% 的氯己定溶液和 2% 的莫匹罗星鼻膏，20% 的患者仍有细菌定植[10]。这项研究并没有检测到 SSIs 发病率的差异。然而，假定患者接受了该治疗方案，那么就认为他们在手术时已经减少皮肤上的微生物负荷。而一个成功的细菌去定植方案需要对医生以及患者都进行去定植方案的基本原理和重要性进行说明、解释[11]。应积极跟踪患者对治疗方案的执行情况，并及时告知家属及其主治医生，以获得满意的预期结果。对患者的告知必须以书面形式，以便患者可在家中遵照执行。患者指导说明和跟踪表格如图 1.1 所示。

手术准备：在手术前 5 天开始以下操作

实施内容	已完成					
	第一天	第二天	第三天	第四天	第五天	第六天
	_/_/_	_/_/_	_/_/_	_/_/_	_/_/_	_/_/_
1.2% 莫匹罗星软膏： a.1 天 2 次 b. 使用两个棉签 - 每个鼻孔 1 个 c. 将药膏涂抹在每个鼻孔的内部，用干净的棉签擦拭每个鼻孔 d. 从手术前 5 天开始，包括手术日早晨（第 6 天）	□早 □晚	□早 □晚	□早 □晚	□早 □晚	□早 □晚	□手术日
2.Peridex（葡萄糖酸氯己定）0.12% 漱口液： a. 刷牙，用水冲洗掉所有牙膏。如果你戴假牙，把它们拿出来用 Peridex 漱口液冲洗。不要浸泡在 Peridex 中 b. 将一汤匙（15mL，通常是一小杯）漱口液含在口腔和所有牙齿周围漱口 30s - 使用计时器计时，到达时间后吐出 c. 不要吞下漱口液，尽管吞下一些口中剩余的药物影响也不大 d 漱口后至少 2h 内不要进食 e. 从手术前 5 天开始，包括手术日早晨（第 6 天）	□早 □晚	□早 □晚	□早 □晚	□早 □晚	□早 □晚	□手术日
3. 氯己定 2% 沐浴或使用沐浴皂： a. 手术前 5 天开始每天淋浴或洗澡（共 6 次）。淋浴前涂抹在手部皮肤小面积区域测试是否会过敏 b. 沐浴时像使用普通香皂一样使用此浴皂（避开眼睛、耳朵和嘴巴） 　i. 关掉水，并在所有皮肤上涂抹沐浴皂，特别是在手术部位，至少 3min 　ii. 用水冲洗，用干净的毛巾擦干 　iii. 手术前 5 天开始，包括手术日早晨（第 6 天） 　iv. 换上干净衣服	□每天	□每天	□每天	□每天	□每天	□手术日

请在手术当天带上这张表格　　　　　　　　　　　　　　　　　　02/2014

图 1.1　患者指导说明和跟踪表格

莫匹罗星是鼻腔细菌去定植使用最广泛的药物，也是目前支持性证据最强的药物 [6, 12]。可供替代的鼻腔去定植药物包括杆菌肽、聚维酮碘和酒精，以及还处于研究中的其他药物 [6]。通常使用 2% 或 4% 的氯己定溶液进行沐浴，也可以使用三氯生和聚维酮碘，但后者主要是由于药物毒性和作用时间短的问题，限制了它们的应用 [6]。稀释的漂白浴可减少慢性皮肤病患者和软组织感染患者葡萄球菌的携带率 [6]。然而，混合和洗浴方式限制了稀释的漂白剂在大多数术前去定植方案中的使用。

术前全身抗菌药物预防指南将头孢唑啉作为包括关节置换在内的骨科手术的首选预防性药物 [13]。头孢唑啉具有杀菌、起效快、成本低、毒副作用小等优点，且在外科预防用药方面已有丰富的使用经验，是一种较为理想的选择。对于青霉素过敏者，推荐使用万古霉素和克林霉素作为替代方案 [13]。但这两种药物都有各自的缺点。如克林霉素具有高的葡萄球菌耐药风险 [14]，万古霉素的分布容积很大，在不同患者之间的分布差异也很大 [14]；因此，建议患者在实施手术前 60~120min 再给予万古霉素 [13]。而实际上，在日常外科手术中，术前 60~120min 给予万古霉素这点很难实现。

针对 MRSA 的筛查有助于选择最佳的外科预防性抗生素方案，即使在使用普遍性去定植方案的医疗中心，这个筛查也同样适用。综上所述，细菌去定植的治疗措施是不可能 100% 根除葡萄球菌的。因此，对于高危手术，如有植入物的手术，MRSA 的筛查能允许在手术预防方案中额外加入万古霉素。应当强调的是，指南要求在头孢唑林中加入万古霉素，而不是用万古霉素代替头孢唑林 [13]。还应该注意使用万古霉素替代头孢唑啉会使患者感染 MSSA 的风险增加 [15]，这可能是由于头孢唑林对敏感病原微生物的药代动力学更为有利，以及使用万古霉素存在给药时机的潜在问题 [16]。Cotogni 等最近的研究表明，如果手术时仍在输注万古霉素，那么具有高危或低危感染风险的心脏手术患者发生 SSIs 的风险均有所增加 [16]。

金黄色葡萄球菌感染仍然是人工关节感染术后一个棘手的并发症，其发病率高且将增加患者额外经济负担。普遍性葡萄球菌去定植方案、MRSA 筛查和外科预防措施的优化，已成为目前降低手术风险的关键干预性措施，外科团队目前面临的挑战是如何高质量地实施这些干预手段。

参考文献

[1] Zimmerli W, Sendi P. Orthopedic implant-associated infections.In: Bennett JE, Dolin R, Blaser MJ, editors. Mandell, Douglas,and Bennett's principles and practice of infectious diseases. 8th ed. Philadelphia: Elsevier Inc.; 2015. p. 1328–1340.

[2] Que YA, Moreillon P. Staphylococcus aureus. In: Bennett JE,Dolin R, Blaser MJ, editors. Mandell, Douglas, and Bennett's sprinciples and practice of infectious diseases. 8th ed. Philadelphia:Elsevier Inc.; 2015. p. 2237–2271.

[3] Bode LG,Kluytmans JA, Wertheim HF, Bogears D,Vandenbroucke-Grauls DM, Roosendall R, et al. Preventing surgical-site infections in nasal carriers of Staphylococcus aureus. NEngl J Med. 2010;362（1）:9–17.

[4] Rao N, Cannella BS, Crossett LS, Yates AJ Jr, RL MG III,Hamilton CW. Preoperative screening/decolonisation for Staphylococcus aureus to prevent orthopaedic surgical site infection:prospective cohort study with 2-yearfollow up.JArthroplast .2011;26（8）:1501-1507.

[5] Kim DH, Spencer M, Davidson SM, et al. Institutional pre-screening for detection and eradication of methicillin-resistant Staphylococcus aureus in patients undergoing elective orthopae-dic surgery. J Bone Joint Surg. 2010;92:820. M. Doll and G. Bearman

[6] Septimus EJ, Schwelzer ML. Decolonization in prevention of health care-associated infections. Clin Microbiol Rev. 29:201–222.

[7] McKinnnel JA, Huang SS, Eells SJ, Cui E, Miller LG. Quantifying the impact of extra-nasal testing body sites for MRSA coloniza-tion at the time of hospital or intensive care unit admission.Infect Control Hosp Epidemiol. 2013;34（2:161–170.

[8] Huang SS, Septimus E, Kleinman K, et al. Targeted versus uni-versal decolonization to prevent ICU infection. N Engl J Med.2013;368:2255.

[9] Stambough JB, Nam D, Warren DK, Keeney JA, Clohisy JC,Barrack RL, Nunley RM. Decreased hospital costs and surgical site infection incidence with a universal decolonization protocol in primary total joint arthroplasty. J Arthroplast. 2017;32:728–734.

[10] Baratz DM, Hallmark R, Odum SM, Springer BD. Twenty per-cent of patients may remain colonized with methicillin resistant Staphylococcus aureus despite a decolonization protocol in patients undergoing elective total joint arthroplasty. Clin Orthop Relat Res. 2015;473:2283–2290.

[11] Masroor N, Golladay GJ, Williams J, Colquhoun AK, Zuelzer W,Sanogo K. Healthcare worker perceptions of and barriers to uni-versal staphylococcal decolonization in elective orthopedic jointsurgeries. Infect Control Hosp Epidemiol. 2016;37（3）:355–356.

[12] Abad CL, Pulia MS, Safdar N. Does the nose know? An update on MRSA decolonization strategies. Curr Infect Dis Rep.2013;15（6）:455–464.

[13] Bratzler DW, Dellinger EP, Olsen KM, et al. Clinical practice guidelines for antimicrobial prophylaxis in surgery. Am J Health Syst Pharm. 2013;70:1283–1985.

[14] Murray BE, Arias CA, Nannini EC. Glycopeptides（Vancomycinand Teicoplanin）, Streptogramins（Quinupristin-Dalfopristin）, Lipopeptides（Daptomycin）, and Lipoglycopeptides（Telavancin）.In: Bennett JE, Dolin R, Blaser MJ, editors. Mandell, Douglas, andBennett's principles and practice of infectious diseases. 8th ed.Philadelphia: Elsevier Inc.; 2015. p. 377–400.

[15] Gupta K, et al. Preoperative nasal MRSA status, surgical pro-phylaxis, and risk-adjusted postoperative outcomes in

veterans.Infect Control Hosp Epidemiol. 2011;32（8）:791.

[16] Cotogni P, Barbero C, Passera R, Fossati L, Olivero G, Rinaldi M. Violation of prophylactic vancomycin administration tim-ing is a potential risk factor for rate of surgical site infections in cardiac surgery patients: a prospective cohort study. BMC Cardiovasc Disord. 2017;17:73.

第二章
人工关节感染

Caitlin P. Oravec, Douglas R. Osmon

病例

一名 69 岁男性，有银屑病性关节炎病史且正在服用甲氨蝶呤治疗，右膝关节既往行全膝关节置换术（TKA），术后假体周围发生感染（PJI）。本次因右膝关节肿胀疼痛就诊。

由于伤口愈合不良导致右膝关节首次 TKA 术后出现并发症 PJI，该患者分别出现两次感染，第一次致病菌是大肠埃希菌，第二次致病菌是甲氧西林敏感的金黄色葡萄球菌。对于这些 PJI，他在 DAIR（清创、抗生素和植入物保留）失败后接受了两阶段治疗。第二次两阶段治疗后，大肠埃希菌引起 PJI 复发。于是他再次接受了 DAIR，放置抗生素浸渍硫酸钙微球，并用左氧氟沙星进行慢性抗菌抑制。这些措施使得病情缓解了一段时间，但随后沿着切口形成了一个窦道，由于疼痛和肿胀加剧，他被转诊到专科中心。

查体

生命体征正常。皮肤：右膝切口肿胀，切口近端积液，窦道有浆液性渗出（图 2.1a）。没有银屑病斑块。

C. P. Oravec · D. R. Osmon (✉)
Mayo Clinic, Rochester, MN, USA
e-mail: osmon.douglas@mayo.edu

© SPRINGER Nature Switzerland AG 2020
J. Reznicek et al. (eds.), Musculoskeletal Infections,
https://doi.org/10.1007/978-3-030-41150-3_2

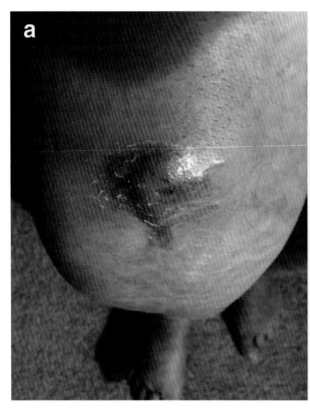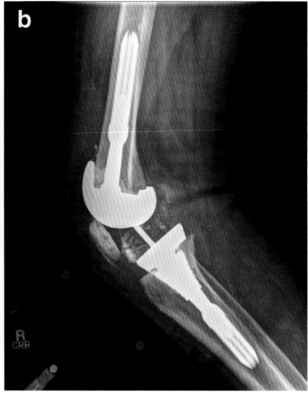

图 2.1 （a）手术切口近端肿胀和窦道形成，（b）右膝关节侧位 X 线片

肌肉骨骼系统

有利于右腿疼痛缓解的步态。疼痛状态下主动活动范围为 60°~95°，被动活动范围为 25°。肌力和感觉完好。

实验室 / 影像学检查

白细胞计数 6000 μL，C- 反应蛋白（CRP）69.5mg/L，血沉（ESR）67mm/1h。右膝关节滑液：带血，有核细胞总数 59941 个，中性粒细胞 96%，晶体阴性。需氧培养显示链球菌生长，对青霉素、头孢曲松、达托霉素、万古霉素敏感，对左氧氟沙星耐药。右膝侧位 X 线片（图 2.1b）：铰链式假体、胫骨侧股骨侧均有加长柄。观察到假体固定良好，没有松动或磨损。

讨论

PJI 的诊断、管理和预防需要一个多学科的团队，包括骨科医生、整形外科医生、传染病学专家和微生物学专家，以及其他专家，如淋巴水肿、糖尿病和伤口护理专家。早期 PJI 通常被定义为植入后 0~3 个月内发生的感染[1, 2]。早期 PJI 最常见的原因是在手术中获得感染，继发于伤口愈合延迟，不太可能通过血行途径发生。早期感染可为单微生物或多微生物感染，如金黄色葡萄球菌，这可能是由于手术切开时或假体植入时接种了多种微生物所致[3]。延迟性 PJI 可在假体植入后数月至数年出现，其被认为是在假体植入期间获得的，通常是由于毒性较小的微生物所致[1]。晚期感染，指手术后数年或更长时间出现，可能是由于来自另一个感染部位的血源性播散引起的急性感染，也可能是由于手术时获得的一种更惰性的微生物造成的慢性感染[3]。

PJI 的表现因感染的机制和时间而异。早期 PJI 可表现为红斑、水肿、发热、压痛或持续伤口渗出。迟发性 PJI 常表现为持续性关节疼痛，而无其他症状。晚期 PJI，如果是急性，表现为典型的急性化脓性关节炎综合征，与早期 PJI 相似。而慢性晚期 PJI 通常表现为假体松动以及疼痛，尤其是在术后出现持续的疼痛，也可能出现慢性窦道。通常这类患者以前就有伤口愈合问题[1, 2]。

PJI 的定义没有金标准。诊断可发生在术前或术中。术前评估应包括 ESR、CRP 和关节 X 线片，以评估植入物是否松动。表 2.1 包含了使用多个患者信息的 PJI 定义。

最近提出的定义与表 2.1 有相似的标准，但也包括额外的血清和滑膜液标志物，如 D-二聚体和 α-防御素[4]。研究人员还对降钙素原、白细胞介素 6 和肿瘤坏死因子等其他血清生物标志物的使用进行了评估。目前还不清楚这些新的生物标志物的实用性和成本效益，但血清 D-二聚体的使用最近显示出了意义，尽管还需要更多的研究[5]。如果由于血源引起的 PJI 或 PJI 引起的继发性菌血症，也应进行血液培养。在外科手术前，应进行关节穿刺以确认 PJI 的诊断，并确定引起 PJI 的病原体。滑液评估应包括细胞计数和鉴别，以及晶体检查。滑膜液 α-防御素也被认为是 PJI 的一个很好的标志物，最近 FDA 已经批准，但该方法不能鉴别 PJI 的微生物学[2, 4]。与 PJI 相关的滑膜液白细胞计数和中性粒细胞百分比各不相同，通常比自然性关节化脓性关节炎低得多[4]。与 PJI 相关的值已由美国传染病学会（IDSA）、肌肉骨骼感染学会（MSIS）和假体感染国际共识会

表 2.1 关节假体感染的定义 [1, 6, 7]

组织	定义
IDSA，2013	*当出现以下条件之一时，诊断为 PJI* 与假体相通的窦道，无其他病因的假体周围脓肿 病理检查提示人工关节周围组织急性炎症 有相同微生物（术中和 / 或术前）培养阳性的，具有高毒力微生物培养阳性或两种及以上微生物培养阳性
MSIS，2011	*当存在一个主要标准或存在 6 个次要标准中的 4 个时，诊断为 PJI* 主要标准 通过人工关节处获得的至少两个单独的组织液或样品中培养分离出病原体 与假体连通的窦道 次要标准 CRP 和 ESR 升高 滑膜白细胞计数升高 滑膜中性粒细胞百分比（PMN%）升高 受累关节有化脓 每高倍镜下超过 5 个中性粒细胞 组织学分析假体周围组织在 400 倍镜下观察到微生物或液体培养中分离出微生物的
ICM，2013	*当存在一个主要标准或存在 5 个次要标准中的 3 个时，诊断为 PJI* 主要标准 假体周围培养物出现相同微生物的 与关节连通的窦道 次要标准 CRP 和 ESR 升高 白细胞酯酶试纸上关节液 WBC 计数升高或 ++ 变化 关节液 PMN% 升高 假体周围组织组织学分析为单一阳性的微生物

议（ICM）提出 [1, 6, 7]。滑膜液也应要求进行有氧和无氧培养。如果对接触史或其他宿主因素有顾虑，应进行滑膜液真菌和分枝杆菌培养。理想情况下，应在患者停用抗生素至少两周后获得培养物，以便在患者条件允许的情况下提高培养物阳性率 [1]。

外科医生的术中检查，急性炎症时假体周围组织的病理检查和假体周围组织培养可用于诊断 PJI。建议根据留取培养物的流程获得 3~6 个假体周围组织和 / 或培养样本用于培养。在实验室里，当假体或其移动部件（聚乙烯内衬，模块化部件）被切除或交换时，可以将其送去进行超声波培养。超声波处理后浸泡假体的液体培养基可以提高培养阳性率，减少细菌分离、鉴定和药敏试验的时间[3]。除了在超声波处理后浸泡假体的液体培养基的培养外，血液培养皿中的假体周围组织培养，可能具有更高的阳性率[8]。

在评估髋关节或膝关节 PJI 患者的手术治疗策略时应考虑的因素包括症状持续时间、植入物的年限和稳定性、过去的手术干预、致病微生物和易感状况、合并症和治疗价值等。如果假体稳定性好，没有窦道，且患者在假体植入后 30 天内但症状出现少于 3 周，则应考虑清创，使用抗生素并保留植入物（DAIR）以及更换可活动部件。如果在这些指征之外进行 DAIR 手术，则复发风险更高[1]。在 DAIR 手术后可能使复发风险更高的其他因素包括宿主免疫状态，先前冲洗和清创的次数，尼古丁的使用和微生物敏感性[9]。两阶段置换包括一次手术清创以去除感染灶，一个静脉抗生素治疗过程和一个不使用抗生素的周期来观察感染是否复发，然后重新植入新的假体。去除感染的髋关节或膝关节假体后，通常放置经抗生素浸润的聚甲基丙烯酸甲酯（PMMA）水泥制成的临时垫片，以控制无效腔并在局部应用抗生素。这些垫片是铰链式的，这样患者可以部分负重，前提是解剖结构不允许放置关节式垫片。如果微生物被认为特别难以治疗，例如在真菌或分枝杆菌感染的情况下，可以在不放置垫片的情况下进行清创[3]。一期置换虽然目前在美国并不常见，但包括去除假体组件，清创和植入新假体，有无使用抗生素粘固剂固定新假体。它可用于因医疗或手术合并症而不适合进行两次手术的患者。最近的一些研究表明，两阶段交换的成功率相似，重点应关注术中技术，并建议在不久的将来扩大一期置换的适应证[10]。最后，对于不适用上述手术的患者，应进行永久性关节置换，关节融合术或截肢术。如果考虑截肢，在患者病情允许的情况下，建议其到其他专科中心就诊并进行二次诊疗[1]。

抗生素在 PJI 的治疗中起着关键作用，是外科清创的辅助手段。很少在没有使用抗生素的情况下进行外科清创的[3]。抗生素可以在局部和全身使用。局部使用可以在清创后置入的间质体内使用高浓度的抗生素，制作成可吸收（硫酸钙）或不可吸收（PMMA）的念珠，或者当放置新植入物时在固定骨水泥中以较低剂量使用。与全身疗法相比，局部抗生素使用的好处之一是可以实现更高的浓度并更好地渗透到因手术和感染导致没有血供的组织中，从而可能带来更有效的治疗[11]。先前已有报道，膝关节置换术后放置抗生素垫片的全身吸收通常可忽略不计或在临床上不重要[12]。由于使用带抗生素的 PMMA 间质体的患者发生肾毒性的病例报道，最近的一项研究试图量化描述这些放置带抗生素的水泥间质体（ACS）后有急性肾损伤（AKI）风险的患者。目前并没有明确证据表明，ACS 植入后导致人群出现 AKI 或肾功能衰竭风险升高[13]。需要进行更多的研究来确定间质体放置后 AKI 的发生率和危险因素，但是对患者的肾毒性进行监测似乎是合理的，尤其对于如下情况：如果垫片包含高剂量的抗生素并且表面积较大；术后而不使用引流管；患者已患有潜在的慢性肾脏疾病（CKD）或其他合并症；患者同时使用可能影响或引起 AKI 的药物。

全身抗生素的使用时间根据手术治疗策略的不同而有所不同，假设细菌无血行播散，需进行 2~6 周的静脉抗生素治疗。如果患者已经取出了感染的植入物，一个疗程的静脉抗生素治疗通常就足够了。在一期直接置换或 DAIR 程序中，静脉使用抗生素治疗后可以口服抗生素用于抑菌，尽管这种治疗方法有很大的差异，并且没有高水平的证据可指导临床医生进行治疗。口服抗生素的时间在整个假体寿命中变化很大，从几个月到慢性抑制。在保留了以前的植入物，已知感染的生物体会产生生物膜的情况下，或者在无法抑制 PJI 会导致灾难性后果（例如截肢）的情况下，口服抗生素是最常使用的抑菌措施。PJI 的两个最常见的致病菌是金黄色葡萄球菌和凝固酶阴性葡萄球菌，它们产生生物膜的能力很强，占 PJI 病例的 50% 以上。在葡萄球菌 PJI 的初始治疗阶段，当保留了被感染的植入物时，如果该生物体对利福平敏感，则应使用利福平联合疗法来穿透生物膜。当前的 IDSA PJI 指南建议将利福平与配套的口服药物联合使用，用于全膝关节置换（TKA）的时间为 6 个月，而其他关节的使用时间为 3 个月。由真菌或分枝杆菌引起的 PJI 通常需要更长的治疗时间，最长可达 1 年[1]。

当前许多临床和研究计划将影响 PJI 诊断和管理的未来。其中一些方法包括：创建和使用算法来指导临床医生诊断和管理 PJI，分子学方法（包括宏基因组学来定义感染的微生物学）[14]，口服抗菌药物在 PJI 的医学管理中的作用[15]，噬菌体治疗在 PJI 的治疗中的作用[16]，在两阶段置换程序后使用延长的口服抗生素预防性治疗[17]，以及其他利福霉素（包括利福布汀或利福喷丁）代替利福平在 DAIR 后的联合治疗中的作用[18]。

病例解决方案：该患者考虑过膝上截肢，永久性关节旷置术或关节融合术。最终，矫形外科医生确定患者的骨量足以进行第三次的两阶段置换（也是最后一次）尝试，由于其活动水平和症状的长期性，并考虑到失败的风险很高，因此建议这样做。最终，他接受了关节置换术，放置了一个非关节的、静态的、含有万古霉素和庆大霉素的抗生素垫片，同时完成了为期 6 周的静脉注射头孢曲松的疗程。术中培养结果提示链球菌感染。行头孢曲松治疗完成后，停用抗生素两个月并观察，以确保感染没有复发。然后，医生为他成功地植入了带有加长柄组件的旋转铰链 TKA。术中无感染迹象，病理及需氧和厌氧培养均阴性。然后使用强力霉素 3 个月，作为继发性感染的预防措施。

临床精要

1. PJI 的诊断和管理需要一支跨学科的团队共同努力来获得成功。

2. 目前尚无诊断 PJI 的金标准，需要临床医生对病史、体格检查以及包括滑液和假体周围组织检查和培养在内的实验室和影像学检查结果进行诊断。

3. 医疗管理取决于手术管理策略。

参考文献

[1] Osmon DR, Berbari EF, Berendt AR, Lew D, Zimmerli W, Steckelberg JM, et al. Diagnosis and management of prosthetic joint infection: clinical practice guidelines by the Infectious Diseases Society of America. Clin Infect Dis. 2013;56:e1–e25.

[2] Gomez-Urena EO, Tande AJ, Osmon DR, Berbari EF. Diagnosis of prosthetic joint infection.InfectDisClinNAm.2017; 31（2）:219–235.

[3] Tande AJ, Patel R. Prosthetic joint infection. Clin Microbiol Rev. 2014;27（2）:302–45. https://doi.org/10.1128/CMR.00111-113.

[4] Parvizi J, Tan TL, Goswami K, Higuera C, Della Valle C, Chen A, Shohat N. The 2018 definition of periprosthetic hip and knee infection: an evidence-based and validated criteria.JArthroplast.2018;33（5）:1309–1314.e2.

[5] Saleh A,George J, Faour M, Klika AK, Higuera CA.Serum biomarkers in periprosthetic joint infections.Bone Joint Res. 2018;7（1）:85–93.

[6] Parvizi J, Zmistowski B, Berbari EF, Bauer TW, Springer BD, Della Valle CJ, et al. New definition for periprosthetic joint infection: from the workgroup of the musculoskeletal infection society. Clin Orthop Relat Res. 2011;469（11）:2992–2994.

[7] Parvizi J, Gehrke T. International consensus group on periprosthetic joint infection. Definition of periprosthetic joint infection. J Arthroplasty. 2014;29（7）:1331.

[8] Yan Q, Karau MJ, Greenwood-Quaintance KE, Mandrekar JN, Osmon DR, Abdel MP, Patel R. Comparison of diagnostic accuracy of periprosthetic tissue culture in blood culture bottles to that of prosthesis sonication fluid culture for diagnosis of prosthetic joint infection（PJI）by use of Bayesian latent class modeling and IDSA PJI criteria for classification.JClinMicrobiol.2018;56（6）:e00319-e00318.

[9] Zaruta DA,Bowen Q, Liu AY, Ricciardi BF. Indications and guidelines for debridement and implant retention for periprosthetic hip and knee infection.Curr Rev Musculoskelet Med. 2018;11（3）:347–356.

[10] Rowan FE, Donaldson MJ, Pietrzak JR, Haddad FS. The role of one-stage exchange for prosthetic joint infection. Curr Rev Musculoskelet Med. 2018;11（3）:370–379.

[11] McPherson E, Dipane M, Sherif S. Dissolvable antibiotic beads in treatment of periprosthetic joint infection and revision arthroplasty - the use of synthetic pure calcium sulfate （Stimulan®） impregnated with vancomycin & tobramycin. Recon Rev. 2013.

[12] Springer B, Lee G, Osmon D, Haidukewych GJ, Hanssen AD, Jacofsky DJ. Systemic safety of high-dose antibiotic-loaded cement spacers after resection of an infected total knee arthroplasty. Clin Orthop Relat Res. 2004;427:47–51.

[13] Edelstein AI, Okroj KT, Rogers T, Della Valle CJ, Sporer SM. Nephrotoxicity after the treatment of periprosthetic joint infection with antibiotic-loaded cement spacer. J Arthroplast. 2018;33（7）:2225–2229.

[14] Thoendel MJ, Jeraldo PR, Greenwood-Quaintance KE, Yao JZ, Hanssen AD, Abdel MP, Patel R. Identification of prosthetic joint infection pathogens using a shotgun metagenomics approach. Clin Infect Dis. 2018;67（9）:1333–1338.

[15] Li H, Rombach I, Phil D, Zambellas R, Walker S, McNally MA, et al. Oral versus intravenous antibiotics for bone and joint infection. N Engl J Med. 2019;380:425–436.

[16] Akanda Z, Taha M, Abdelbary H. Current review- the rise of bacteriophage as a unique therapeutic platform in treating perprosthetic joint infections. J Orthop Res. 2018;36（4）:1051–1060.

[17] Frank JM, Kayupoy E, Moric M, Segreti J, Hansen E, Okroj K, et al. The Mark Coventry, MD Award: oral antibiotics reduce reinfection after two-stage exchange: a multicenter, randomized controlled trial. Clin Orthop Relat Res. 2017;475（1）:56–61. 18. Albano M, Karau MJ, Greenwood-Quaintance KE, Osmon DR, Oravec CP, Berry DJ, et al. In vitro activity of rifampin, rifabutin, rifapentine and rifaximin against planktonic and biofilm states of staphylococci isolated from periprosthetic joint infection. Antimicrob Agents Chemother. 2019.

第三章
痤疮丙酸杆菌和肩部

Michael P. Campbell, Alexander R. Vap

病例

一名 37 岁男性，左肩疼痛 9 个月来到门诊。据患者所述，肩痛为锐痛呈间歇性，自我评分为 5/10。在日常生活活动感到疼痛，尤其是过肩动作，时常疼的夜不能寐。肩痛还引发了骨擦感和活动度受限。

患者就诊于另一家医院，他接受了肩关节镜检查、关节盂软骨成形术、部分滑膜切除术、软骨移植并使用 Stimublast 产品进行术后固定。

此外，患者最近因多关节疼痛还求助于风湿科医生。医生给予一疗程的类固醇药物治疗后，症状得到改善。医生还进行了实验室检查，发现患者可能患有血清阴性的炎性关节炎。该病在此前未被检出，目前患者正接受进一步的诊断检查。

- 既往史：无。
- 手术史：左膝前交叉韧带、后交叉韧带、内侧副韧带重建术。
- 药物：双氯芬酸、泼尼松。
- 过敏史：未知的药物过敏史。

M. P. Campbell · A. R. Vap（✉）
Department of Orthopaedic Surgery,
Virginia Commonwealth University, Richmond, VA, USA
e-mail: Michael.P.Campbell@vcuhealth.org;
Alexander.Vap@vcuhealth.org

© Springer Nature Switzerland AG 2020
J. Reznicek et al. (eds.), Musculoskeletal Infections,
https://doi.org/10.1007/978-3-030-41150-3_3

- 社会史：每个月饮酒 1~2 次。不吸烟。未服用违禁药物。已从部队退役。
- 家族史：父亲患有糖尿病。无类风湿性关节炎、狼疮病史。

查体

- 全身：无急性窘迫，无不适，仪容整洁。
- 心血管：规则心律。
- 肺部：双肺呼吸音清晰。
- 腹部：腹部软、无压痛、无腹胀。

左肩部

- 视诊：切口愈合良好。无红斑或硬结。冈上肌、冈下肌、三角肌、斜方肌或阔肌无萎缩。
- 触诊：肩部前方压痛。
- 关节活动度：被动活动关节受限，前屈 110°，外展 90°，外旋 50°。各方向的主动关节活动度受限。
- 肩袖：冈上肌、冈下肌、小圆肌、肩胛下肌 5/5。
- 专科检查：Hawkins 试验（阴性），Neer 试验（阴性）。
- 神经：运动：骨间前神经 / 骨间后神经 / 尺神经功能正常。感觉：正中神经 / 桡神经 / 尺神经功能正常。

实验室检查

- 白细胞 6.2×10^9/L，血红蛋白 11.5g/L，红细胞压积 36.0%，血小板 454×10^9/L。
- 骨形态发生蛋白正常范围。
- 肝功能正常。
- 尿分析阴性。
- C- 反应蛋白 5.6mg/L。

- 血沉 67mm/h。

- 类风湿因子 <15nl。

- 抗核抗体 1 ∶ 80（阴性）。

- 抗环瓜氨酸肽抗体阴性。

影像学检查

- 左肩 X 线片（图 3.1，图 3.2）：严重盂肱关节炎，并骨性关节改变。

- 左肩 CT（图 3.3）：肱骨头和关节盂严重退变。

- 左肩磁共振（图 3.4）：晚期关节破坏，伴肱骨头和关节盂广泛糜烂改变，大量积液，广泛滑膜炎。

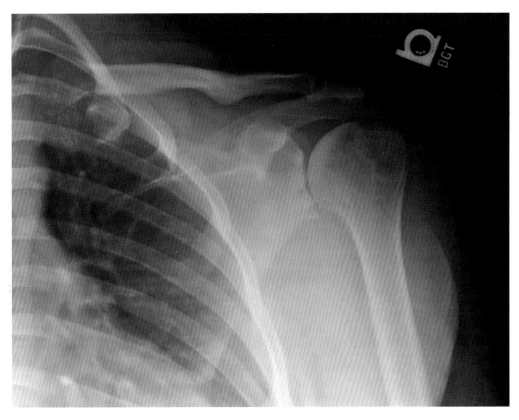

图 3.1　肩部的前后位 X 线片，显示严重的关节炎并骨性关节改变

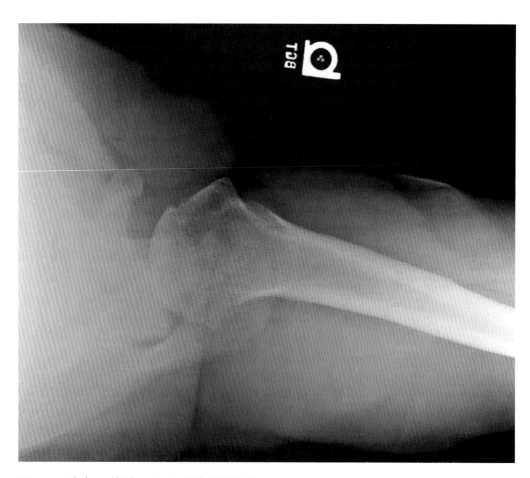

图 3.2   腋窝 X 线片，也显示严重的关节炎

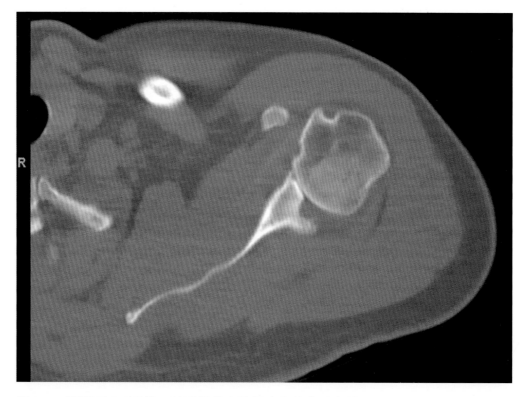

图 3.3   横断面 CT 图像，显示关节炎肱骨头和关节盂变性

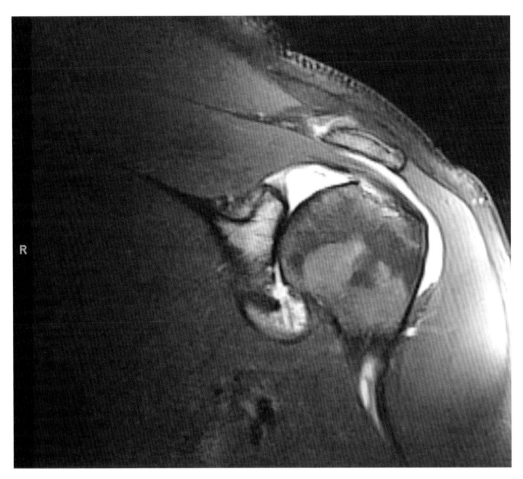

图 3.4　冠状位 T2 加权磁共振图像，显示软骨损伤并广泛滑膜炎和大量积液

问题：您的初步诊断是什么？

初步诊断：左盂肱关节血清阴性关节病。

治疗方案

在告知患者手术的风险和益处后，决定进行肩关节镜检查和滑膜活检，以排除感染引发早发型关节炎的可能。

左肩关节镜检查结果（图 3.5，图 3.6）：

1. 肱骨头和关节盂关节炎 4 级。

2. 冈上肌下表面磨损，但冈上肌、冈下肌、肩胛下肌完整。

3. 前、后盂唇磨损。

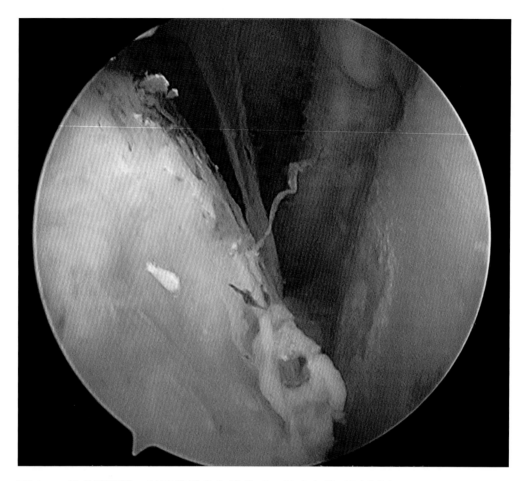

图 3.5　关节镜图像，显示肱骨头和关节盂 4 级病变伴盂唇磨损

4. 广泛滑膜炎。

穿刺液：痤疮丙酸杆菌（对青霉素敏感）。

组织培养：痤疮丙酸杆菌（对青霉素敏感）。

将该患者转诊到感染科，先治疗局部盂肱化脓性关节炎，再接受全肩关节置换术。药物方面，先静脉注射头孢曲松，每日 2g，持续 4 周，然后口服阿莫西林，每次 500mg，每天 3 次，持续 2 周。进行抗生素治疗后，患者与感染科专家讨论，同意进行全肩关节置换术。

患者接受了全肩关节置换术，并对后肩胛盂进行加强（图 3.7），现恢复良好。

最终诊断：左盂肱血清阴性关节病合并肩关节局部化脓性关节炎。

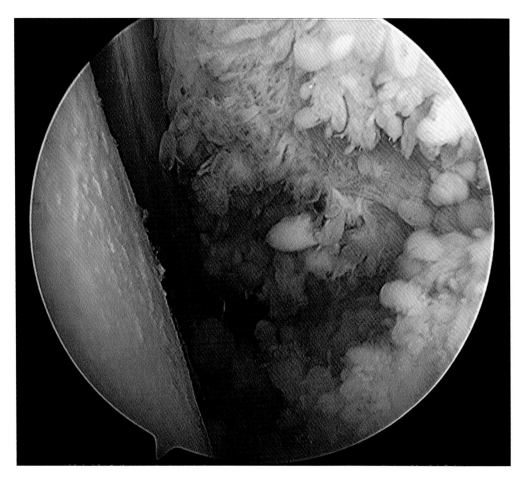

图 3.6 关节镜图像，显示关节内广泛滑膜炎

讨论

痤疮丙酸杆菌是一种弱毒、惰性微生物，患者无典型的感染症状和体征。进行肩关节置换术后延误诊断是公认的问题，可能是对后发性化脓性关节炎认识不足且未能给出明确诊断[1]。对于患有慢性关节炎的患者，在注射类固醇或实施关节成形术前，应考虑进行关节穿刺和组织培养。大量的痤疮丙酸杆菌栖居于肩部和腋窝[2]。肩部的皮下组织包括冈上肌，或肩袖的其他部位，也存在少量微生物的迹象[3]。肩部是痤疮丙酸杆菌假体感染最常见的部位[4]。由于患者通常表现为长期的疼痛和僵硬，而非局部的感染体征如温热或引流窦道，也未表现出全身症状，如发烧，因此很难做出诊断。进行微生物诊断也很困难，需要高质量的样本和长期保存的培养物[4]。

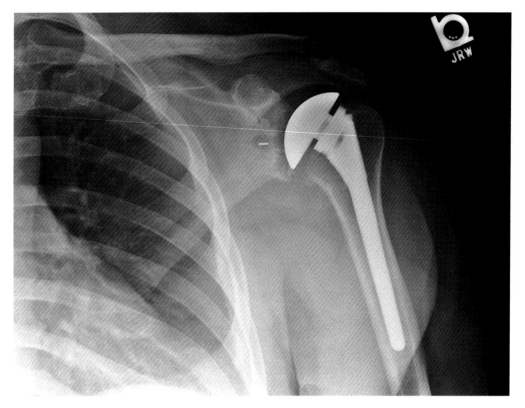

图 3.7　前后位 X 线片，显示患者接受了全肩关节置换术，并对后肩胛盂进行加强

临床精要

1. 有手术干预和 / 或注射史的年轻患者群中，若发现早发性关节炎，应着重考虑炎性关节病和化脓性关节炎等病症的诊断。

2. 痤疮丙酸杆菌感染为一个惰性过程，通常表现为长期疼痛。

3. 在关节置换之前，重要的是排除感染，特别是在 C- 反应蛋白和血沉升高的情况下。滑膜活检是诊断的金标准。

在有手术干预和 / 或注射史的年轻患者群体（<40 岁）中，若发现早发性关节炎，应着重考虑炎性关节病和化脓性关节炎等病症而非骨关节炎的诊断。

参考文献

[1] Taylor T, Coe M, Mata-Fink A, Zuckerman R. Native joint Propionibacterium septic arthritis. Infect Dis Rep. 2017; 9（3）:7185.

[2] Patel A, Calfee RP, Plante M, et al. Propionibacterium acnes colonization of the human shoulder. J Shoulder Elb Surg. 2009;18:897–902.

[3] Qui B, Al K, Pena-Diaz AM, Athwal G, Drosdowech D, O'Gorman DB. Cutibacterium acnes and the shoulder microbiome. J Shoulder Elb Surg. 2018;27（10）:1734–1739.

[4] Boisrenoult P.Cutibacterium acnes prosthetic joint infection.Diagnosis and treatment. Orthop Traumatol Surg Res. 2018;104（1S）:S19–S24.

第四章
开放性骨折早期处理

elena Bogdan

病例：3A 型胫骨开放性骨折

一名 27 岁的健康男性在驾驶叉车时，右腿受到严重的肌肉骨骼损伤（图 4.1）。固定下肢夹板后，患者在进行超声多普勒检查时其脚还有感觉，并且能够活动他的脚趾。进一步检查时发现了一个大的近圆形伤口（图 4.2）。在开放性骨折的情况下，按患者体重服用头孢唑林和庆大霉素，当晚将患者送往手术室进行紧急清创术，同时进行下肢固定以利于踝关节和腓骨稳定（图 4.3）。随后，他接受了多阶段的手术，一期 Masquelet（膜诱导）手术，胫骨髓内钉固定和初期创面闭合覆盖。接下来患者接受了二期自体髂骨骨移植，踝关节功能恢复，愈合良好（图 4.4）。

讨论

分类

要进行开放性骨折的治疗首先要对其进行分类。Gustilo 和 Anderson 基于创口大小和

Y. Bogdan (✉)
Department of Orthopaedic Surgery, Geisinger Holy Spirit,
Lemoyne, PA, USA

© Springer Nature Switzerland AG 2020
J. Reznicek et al. (eds.), Musculoskeletal Infections,
https://doi.org/10.1007/978-3-030-41150-3_4

严重程度以及其他因素，包括需要软组织覆盖，严重污染或血管修复对损伤进行了分类，可以对感染率进行预测[1]。1 型为相对低能量的损伤，伤口长度 <1cm。2 型伤口长度为 1~10cm，骨质碎裂量最低，无广泛污染，可行一期封闭伤口。3 型伤口长度 >10cm、广泛的软组织损伤（如霰弹枪伤）和节段性骨折（不论伤口大小）。3 型开放性损伤可进一步分为 3 种亚型：3A 型损伤具有足够的软组织覆盖；3B 型需要旋转或游离皮瓣覆盖；3C 型损伤伴有血管损伤，需要修复，无论骨或软组织损坏有多严重[2]。其他还有诸如骨科创伤协会[3]提出的分类体系，虽然在治疗和截肢方面具有良好的预测能力，但没有

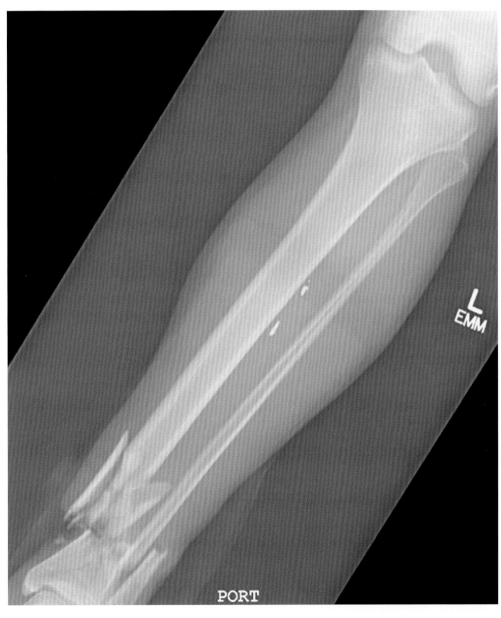

图 4.1　胫骨和腓骨的术前 X 线片，显示严重的远端损伤并伴骨质丢失

Gustilo 和 Anderson 的分类体系那么流行或被广泛使用。

这名患者伤口较大，长度 >10cm，但无须进行皮瓣覆盖即完成了一期伤口闭合，因此我们将他的骨折划分为 3A 型。

初步处理

开放性骨折的处理主要包括开放伤口的冲洗和清创、软组织处理、抗生素应用和固定骨折。其中，清创至关重要，特别是对 3 型损伤而言。在对肢体进行充分的初步评估，包括仔细检查是否存在神经血管损害和 / 或骨筋膜室综合征后，应尽快对所有失活组织进行冲洗和清创[2]。清创术的时机目前仍存在争议，而一些学者指出在现有文献中很难找到支持历史上的"6h 规则"的观点。对 3000 多例开放性骨折病例开展的 16 项试验的系统回顾显示，这些病例的感染率没有差异，甚至在清创截止时间前的 12h 内也没有差异[4]。如果未能在一期将伤口闭合，则需要每隔 48h 再次进行清创，直到闭合伤口或覆

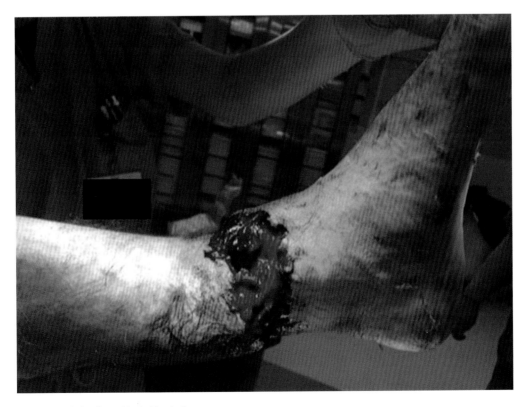

图 4.2 内侧伤口的大体照片

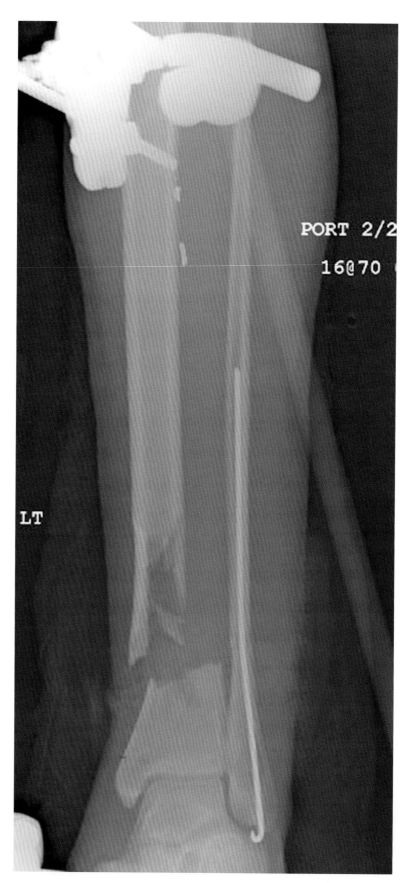

图 4.3　腓骨外固定和内固定的临时稳定

图 4.4　术后 1 年的最终 X 线片，成功愈合

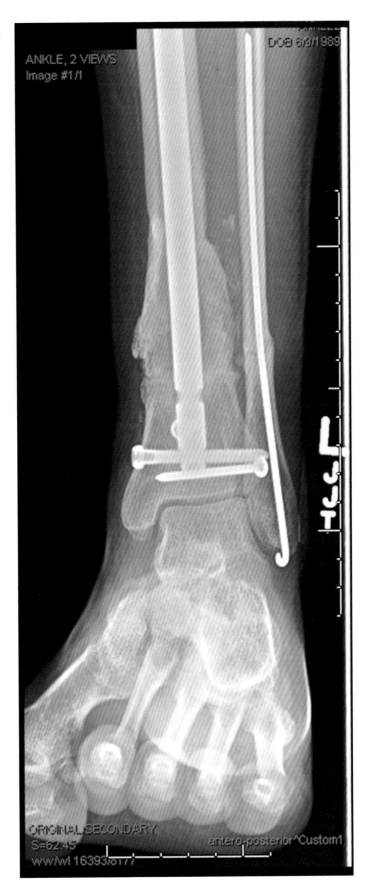

盖皮瓣为止。在一个随机试验中，与网状敷料相比，在清创之间使用负压吸引可以降低感染风险 [5]。在进行充分清创后，伤口应尽快闭合。骨骼固定的实施取决于患者生理、伤口状况和外科医生的判断。理想的方案是，早期伤口覆盖时结合骨折固定从而提供软组织支撑。

虽然灌洗的细微差别不如充分清创重要，但某些冲洗方案更常被采用。对于充分冲洗的具体数量尚不明确，但大多数外科医生使用 "3–6–9" 规则，其中 1 型骨折使用 3L 冲洗液，2 型使用 6L 冲洗液，而 3 型则使用 9L 冲洗液 [6]。冲洗的目的是去除而非杀死细菌，因此冲洗的恰当程度和范围有赖于外科医生的判断，这对于防止细菌繁殖和形成生物膜有重要意义。多个临床试验研究了不同成分的冲洗液。Anglen 的随机研究显示，在 400 名患者中，肥皂溶液和杆菌肽溶液的感染率没有差异 [7]。最近，2447 例开放性骨折的大型多中心随机 FLOW 试验显示，肥皂冲洗剂组的再手术率高于生理盐水组 [8]。因此，建议使用生理盐水。在该试验中还研究了冲洗压力，证明高压灌洗和低压灌洗之间没有差异。此外，早期的一项试验发现高压灌洗会导致细菌更深地渗入伤口，因此不建议使用高压灌洗，除非治疗严重污染时需要 [9]。鉴于微生物分离困难，伤口的初始培养是无用的。在 2000 年的一项研究表明，初始培养物仅在 35% 的病例中呈阳性，而感染伤口中，18% 的病例感染微生物与初始培养结果吻合 [10]。清创后培养仅在非正常环境污染病例中有意义，如来自海洋微生物 [2]。

该急诊病例在手术室里，予以低压 9L 生理盐水进行适度的冲洗和清创，使用外固定对骨折部位进行临时固定，并使用微创技术固定腓骨。这有助于达到一期的稳定，直到 "第二次探查" 时对患者进行清创和确定性内固定。二次清创时创面整洁，所以没有行组织细菌培养。

抗生素

使用抗生素是开放性骨折治疗的关键 [11]。与安慰剂相比，抗生素可使感染率降低 60%[12]。在药物选择、给药时间和治疗时长上存在争议。最常用的药物组合是第一代头孢菌素（通常是头孢唑林）和氨基糖苷类（庆大霉素），以覆盖革兰阳性和革兰阴性病原体。氟喹诺酮类也可以代替前述药物用以覆盖革兰阴性病原体。农场劳动或在厌氧菌可快速增殖的环境中遭受到 3 型骨折损伤时（伤口受到土壤污染），可使用青霉素进行治疗[2]。研究发现该联合疗法可减少感染，实际感染率为 4.6%，而单独使用头孢菌素的感染率为 13%[13]；然而，该研究并未将 1 型和 2 型骨折区分开来。其他作者仅建议在 1 型和 2 型骨折中使用头孢菌素，而在 3 型骨折中加入氨基糖苷[14]。最近的研究也证实了这一点，其表明仅使用头孢唑林治疗 1 型和 2 型骨折不会增加感染率[15]。随着 MRSA（耐甲氧西林金黄色葡萄球菌）感染的增加，一些外科医生在他们的治疗方案中加入了万古霉素[16]。然而，至少有一项随机试验显示，在 MRSA 感染治疗中是否加入万古霉素没有区别[17]。

给药时机对于预防感染至关重要，应该在细菌形成生物膜之前，因为细菌生物膜是抗生素无法穿透的。动物试验和人类临床研究都表明，抗生素使用得越早，预防感染的机会就越大。延迟使用抗生素可能会导致感染率上升，即使清创时间得以缩短[18]。一项研究表明，伤口延迟覆盖超过 5 天和抗生素延迟使用超过 66min 为相互独立的感染预测因素[19]。因此，在受伤后 1h 内使用抗生素是理想的。这种做法已广泛被骨创伤科医生采用[20]。

抗生素的最佳治疗时长尚不清楚，有的外科医生一直坚持使用直到伤口愈合，而另一些医生则在短期治疗后立即停止使用。对随机对照试验的回顾发现，受伤后 1 天、3 天和 5 天的感染率相似[11]。目前，没有证据表明超过 24h 还有药效。鉴于细菌耐药性，建议外科医生限制抗生素的使用，多加强患者护理。

该患者属于 3 型骨折，在其入治之后，我们使用了头孢菌素和氨基糖苷并在 24h 后停药。患者恢复情况良好，没有发生感染。

临床精要

1. 如果存在高能损伤机制，即使伤口小的骨折也可以成为高分级的骨折。
2. 一旦临床可行，可通过对所有失活组织进行低压生理盐水冲洗实现彻底清创。
3. 抗生素的最佳给药时间是受伤后 1h 内。
4. 治疗 1 型和 2 型骨折可连续使用头孢菌素 24h，而治疗 3 型骨折则须添加氨基糖苷类或氟喹诺酮类。
5. 在安全的情况下应尽快闭合伤口和固定骨折，伤口覆盖应在 5 天内完成。

参考文献

[1] Gustilo RB, Anderson JT. Prevention of infection in the treatment of one thousand and twenty-five open fractures of long bones: retrospective and prospective analyses. J Bone Joint SurgAm. 1976;58（4）:453–458.

[2] Zalavras CG, Patzakis MJ. Open fractures: evaluation and management. J Am Acad Orthop Surg. 2003;11（3）:212–219.

[3] Agel J, Rockwood T, Barber R, et al. Potential predictive ability of the Orthopaedic Trauma Association open fracture classification. J Orthop Trauma. 2014;28（5）:300–306.

[4] Schenker ML, Yannascoli S, Baldwin KD, et al. Does timing to operative debridement affect infectious complications in open long-bone fractures? A systematic review. J Bone Joint Surg Am. 2012;94（12）:1057–1064.

[5] Stannard JP, Volgas DA, Stewart R, et al. Negative pressure wound therapy after severe open fractures: a prospective randomized study. J Orthop Trauma. 2009;23（8）:552–557.

[6] Anglen JO. Wound irrigation in musculoskeletal injury. J Am Acad Orthop Surg. 2001;9（4）:219–226.

[7] Anglen JO. Comparison of soap and antibiotic solutions for irrigation of lower-limb open fracture wounds. A prospective, randomized study. J Bone Joint Surg Am. 2005;87（7）:1415–1422.

[8] FLOW Investigators, Bhandari M, Jeray KJ, Petrisor BA, et al. A trial of wound irrigation in the initial management of open fracture wounds. N Engl J Med. 2015;373（27）:2629–2641.

[9] Hassinger SM, Harding G, Wongworawat MD. High-pressure pulsatile lavage propagates bacteria into soft tissue. Clin Orthop Relat Res. 2005;439:27–31.

[10] Patzakis MJ, Bains RS, Lee J, et al. Prospective, randomized, double-blind study comparing single-agent antibiotic therapy, ciprofloxacin, to combination antibiotic therapy in open fracture wounds. J Orthop Trauma. 2000;14（8）:529–533.

[11] Chang Y, Kennedy SA, Bhandari M, et al. Effects of antibiotic prophylaxis in patients with open fracture of the extremities: a systematic review of randomized controlled trials. JBJS Rev. 2015;3（6）.

[12] Patzakis MJ, Harvey JP Jr, Ivler D. The role of antibiotics in the management of open fractures. J Bone Joint Surg Am. 1974;56（3）:532–541.

[13] Patzakis MJ, Wilkins J. Factors influencing infection rate in open fracture wounds. Clin Orthop Relat Res. 1989;243:36–40.

[14] Templeman DC, Gulli B, Tsukayama DT, et al. Update on the management of open fractures of the tibial shaft. Clin Orthop Relat Res. 1998;350:18–25.

[15] Rodriguez L, Jung HS, Goulet JA, et al. Evidence-based protocol for prophylactic antibiotics in open fractures: improved antibiotic stewardship with no increase in infection rates. J Trauma Acute Care Surg. 2014;77（3）:400–407.

[16] Saveli CC, Belknap RW, Morgan SJ, et al. The role of prophylactic antibiotics in open fractures in an era of community-acquired methicillin-resistant staphylococcus aureus. Orthopedics. 2011;34（8）:611–616.

[17] Saveli CC, Morgan SJ, Belknap RW, et al. Prophylactic antibiotics in open fractures: a pilot randomized clinical safety study. J Orthop Trauma. 2013;27（10）:552–557.

[18] Penn-Barwell JG, Murray CK, Wenke JC. Early antibiotics and debridement independently reduce infection in an open fracture model. J Bone Joint Surg Br. 2012;94（1）:107–112.

[19] Lack WD, Karunakar MA, Angerame MR, et al. Type III open tibia fractures: immediate antibiotic prophylaxis

minimizes infection. J Orthop Trauma. 2015;29（1）:1–6.

[20] Obremskey W, Molina C, Collinge C, et al. Current practice in the management of open fractures among orthopaedic trauma surgeons. Part A: initial management. A survey of orthopaedic trauma surgeons. J Orthop Trauma. 2014;28（8）:e198–e202.

[21] Isaac SM, Woods A, Danial IN, et al. Antibiotic prophylaxis in adults with open tibial fractures: what is the evidence for duration of administration? A systematic review. J Foot Ankle Surg. 2016;55（1）:146–150.

第五章
开放性骨折局部抗生素的治疗

Gele B. Moloney

病例

一名 55 岁健康男性，右腿挤压伤，根据 Gustilo 和 Anderson 分型为 3B 型开放性胫骨骨折（大面积软组织缺损，需要皮瓣覆盖，图 5.1）。再次问诊发现该病例仅为胫骨单发性损伤。查体发现胫骨前内侧远端有大面积损伤。他可以伸展其拇长伸肌腱和拇长屈肌腱，且还保留了腓浅神经、腓深神经和胫神经分布的感觉，隐静脉分布无感觉。脉搏减弱。下肢的 CT 血管造影显示腓动脉在骨折处断裂，胫骨前动脉狭窄，被夹在骨折碎片之间。胫后动脉得以保留。

患者到达急诊室后，给予了破伤风疫苗和哌拉西林 – 他唑巴坦以治疗 3 型开放性骨折。将患者紧急送往手术室，对开放性骨折进行冲洗和清创处理。创伤以及清创手术切除失活骨组织导致了胫骨远端 1/3 的骨缺损，该骨缺损的长度为 5cm 并且延伸至整个胫骨。将抗生素浸渍的聚甲基丙烯酸甲酯（PMMA）珠置于骨缺损中，并为患者装上外固定架以暂时稳定其骨折部位。医生与患者进行了深入的交谈，告知了其受伤会造成截肢的可能性，患者决定继续进行接受治疗以最大限度保留下肢。

随后，将患者送回手术室，使用髓内钉对其骨折部位进行了固定，更换了抗生素浸渍

G. B. Moloney (✉)
Department of Orthopaedic Surgery,
University of Pittsburgh Medical Center, Pittsburgh, PA, USA
e-mail: moloneygb@upmc.edu

© Springer Nature Switzerland AG 2020
J. Reznicek et al. (eds.), *Musculoskeletal Infections*,
https://doi.org/10.1007/978-3-030-41150-3_5

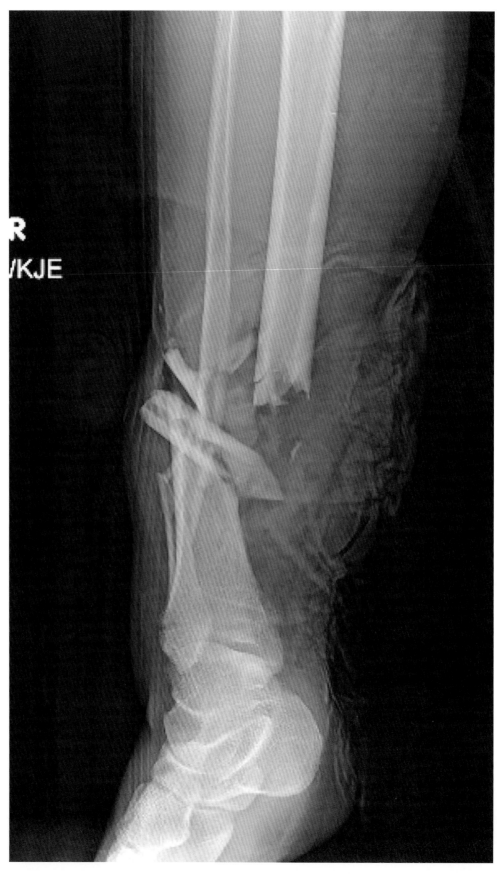

图 5.1　右腿 X 线片，显示远端胫骨和腓骨粉碎性骨折

的 PMMA 间质体微球（图 5.2），并移植了游离腹直肌肌瓣进行软组织覆盖。

术后第 4 个月，当软组织可以接受再次手术时，将患者再次推入手术室，移除抗生素间质体，使用铰刀扩髓器 – 冲洗器 – 抽吸器（RIA）从同侧股骨髓腔内获得自体骨源进行自体骨移植修复骨缺损。术后一年，患者软组织和骨折部位愈合良好，无感染迹象（图 5.3a，b）。

讨论

胫骨开放性骨折。由于骨质和软组织缺损可能会导致截肢，医生需要考虑多种方案来尽可能保留肢体。在手术室中积极及时进行彻底的清创很重要，可减少感染的可能性。创伤性骨缺损合并清创术引起的继发骨缺损可导致临界大小的骨缺损，这种缺损无法一期愈合。此外，软组织包膜的损伤可减少局部血流并增加感染率。

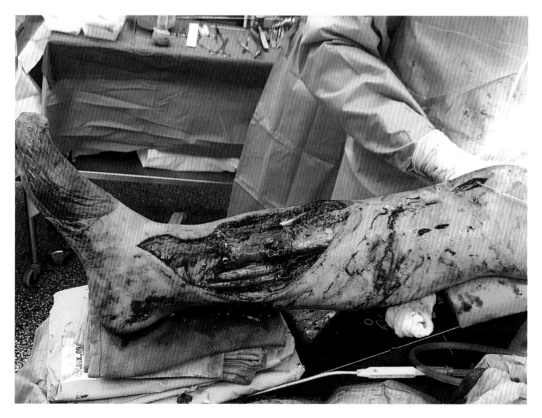

图 5.2　右腿的术中图像。髓内钉最终固定、放置抗生素间质体和进行皮瓣覆盖。注意图片中央沿胫骨放置的抗生素间质体和严重的小腿前内侧软组织损伤

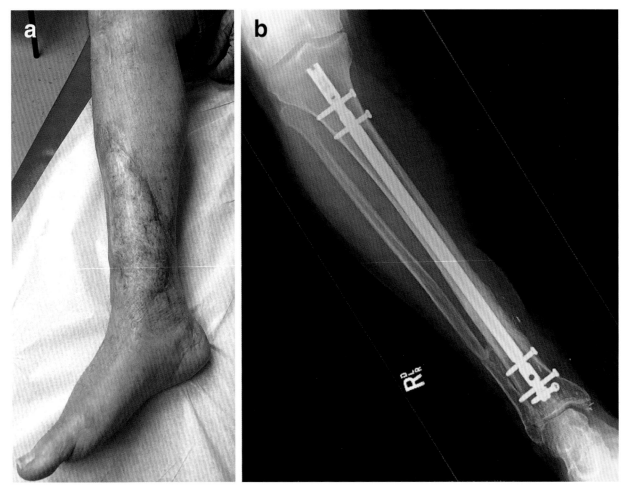

图 5.3　（a）右腿术后一年的临床照片，显示游离皮瓣已覆盖创伤性软组织伤口且愈合良好。（b）右腿术后一年的 X 线片，显示远端胫骨和腓骨骨折已愈合

　　将载抗生素 PMMA 间质体置入骨缺损中有多重功能。首先，抗生素的局部释放有助于对受污染的创面进行消毒。第二，间质体将填充清创后形成的无效腔，降低血肿形成的风险，从而降低感染的机会。此外，如 Masquelet[1] 所述，即使在没有抗生素的情况下，使用 PMMA 也可形成生物活性膜，为分阶段骨移植打好基础。

　　在这种情况下可使用几种抗生素的组合。虽然最佳组合和使用剂量尚未完全阐明，但最常用的抗生素组合包括万古霉素与妥布霉素或庆大霉素，因为开放性骨折后感染多由革兰阳性菌和革兰阴性菌联合引起[2]。某些制造商提供已经与抗生素预先混合的 PMMA，或者抗生素可以在拌和骨水泥时添加。虽然关于抗生素局部冲洗的峰值水平和时间的数据各不相同，但证实了足够的局部浓度可以抑制细菌生长[3]。

开放性骨折并骨质缺损的治疗是复杂的，需要进行多学科治疗。使用 PMMA 骨水泥局部释放抗生素可以在这些挑战性骨折的治疗中发挥作用，但必须与精细地手术清创和全身抗生素联合使用。

> **临床精要**
>
> 1. 局部抗生素可用于开放性骨折的护理，以减少细菌污染，但不能充分替代手术清创。
> 2. 可在诱导膜（Masquelet）技术的第一阶段使用抗生素浸渍的 PMMA 来治疗与开放性骨折相关的节段性骨质缺损。
> 3. 开放性骨折需要制订详细的治疗计划，局部抗生素是必须的，但不能取代全身胃肠外抗生素。

参考文献

[1] Masquelet AC. Induced membrane technique: pearls and pitfalls. J Orthop Trauma. 2017;31（10）:S36–S38.

[2] Rodriguez L, Jung HS, Goulet JA, Cicalo A, Machado-Aranda DA, Napolitano LM. Evidence-based protocol for prophylactic antibiotics in open fractures: improved antibiotic stewardship with no increase in infection rates. J Trauma Acute Care Surg. 2014;77（3）:400–408.

[3] Anagnostakos K, Meyer C. Antibiotic elution from hip and knee acrylic bone cement spacers: a systematic review. Biomed Res Int. 2016;2017:2017.

第六章
胫骨感染性骨不连

Naomi E. Gadinsky, Ashley E. Levack, David S. Wellman

I & D　冲洗与清创术

PMMA　聚甲基丙烯酸甲酯

RIA　铰刀扩髓器 – 冲洗器 – 抽吸器

病例

一名 48 岁男性，在一次机动车事故中右胫骨和腓骨远端 1/3 处发生开放性骨折。他最初就诊于另一家医院，在那里进行清创并使用外固定器对骨折进行固定，然后进行切开复位内固定。之后该患者右腿内侧出现开放性创面，明显存在骨感染。他接受了内植物取出手术，手术中的螺钉断裂使情况变得更加复杂。接着患者接受了多种手术，包括感染区域的冲洗和清创术（I & D），在骨折周围放置抗生素珠链以及游离右大腿前侧的筋膜皮瓣覆盖创面。然后患者在首次受伤后约 5 个月接受翻修内固定，包括植骨。不幸的是，他在受伤后 12 个月（翻修内固定加植骨术后 7 个月）发生了另一种细菌感染和伤口并发症，

J. Shaw · B. Altintas · A. O. Miller · D. L. Helfet (✉)

N. E. Gadinsky (*) · A. E. Levack · D. S. Wellman
Orthopedic Trauma Service, Hospital for Special Surgery,
New York Presbyterian Hospital, Weill Cornell Medical College,
New York City, NY, USA
e-mail: levacka@hss.edu; wellmand@hss.edu

© Springer Nature Switzerland AG 2020
J. Reznicek et al. (eds.), Musculoskeletal Infections,
https://doi.org/10.1007/978–3–030–41150–3_6

需要多次 I&D，取出内植物，并用筋膜推进皮瓣进一步覆盖局部伤口。此时，患者右腿接受了 16 次手术，并因多种细菌性骨髓炎接受了多轮抗生素治疗。

这位患者在受伤 15 个月后首次到本院接受进一步治疗（图 6.1）。手术计划包括多阶段的翻修。重建的第一阶段包括积极的清创和切除感染骨，并在骨缺损处放置抗生素骨水泥间质体，这是 Masquelet 的风格。一旦显性感染得到治疗，使用一个新的游离皮瓣解决开放性创面软组织覆盖的问题，因为先前的软组织覆盖手术未能提供足够的软组织包裹。最后，完成 Masquelet 手术（取下含抗生素的骨水泥间质体，用自体骨填充骨缺损），同时用内固定器固定骨。两名外科医生参与了患者的治疗，包括一名完成了骨科创伤专科培训的外科医生和一名完成了整形外科专科培训且具有软组织管理和游离皮瓣专业知识的手外科医生。

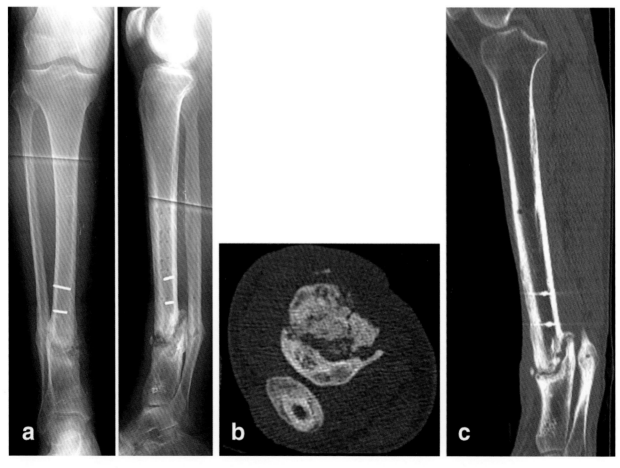

图 6.1 患者初次就诊时的 X 线片和 CT 图像显示右胫骨远端骨不连，内固定物断裂并残留胫骨内。（a）右胫骨正侧位 X 线片。（b）右侧胫骨轴位 CT 图像。（c）右侧胫骨矢状位 CT 影像

在翻修的第一阶段，进行彻底的 I & D，取出胫骨中残留的螺钉，彻底切除感染的骨质，放置抗生素骨水泥及抗生素髓内钉，并使用外固定器（图 6.2）。培养显示感染了甲

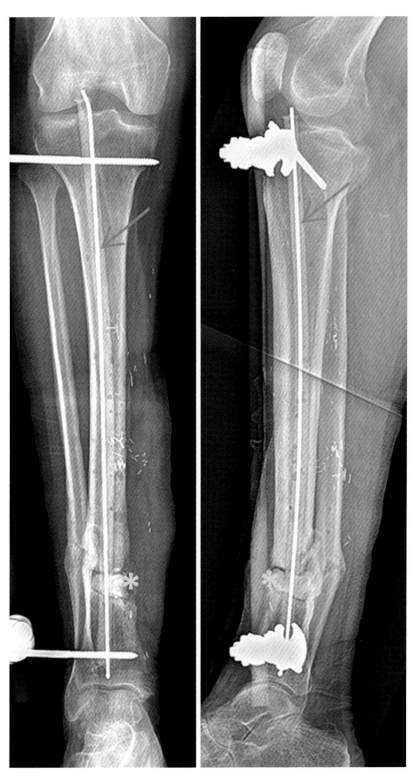

图 6.2　第一阶段翻修后右胫骨正侧位 X 线片显示间隔物填充骨缺损、抗生素髓内钉和外固定器在位。箭头：髓内导丝周围的抗生素骨水泥。星号：抗生素骨水泥间隔物填充骨空隙

氧西林敏感的金黄色葡萄球菌。患者随后接受了多次额外的 I&D 治疗，最终用股薄肌肌瓣和右大腿中厚皮片覆盖伤口。在受伤后 17 个月，患者接受了确定性内固定手术，移除抗生素髓内钉，移除 Masquelet 骨水泥垫片，使用铰刀扩髓器 – 冲洗器 – 抽吸器（RIA）从右侧股骨逆行采集自体骨移植填充骨缺损，最后插入髓内钉（图 6.3）。在我们的治疗后，一名感染科专家会定期对患者进行随访，以调整他的全身抗生素方案。

在常规随访中发现伤口逐渐愈合，在最初受伤后 29 个月观察到完全骨愈合。最后手术的骨组织培养显示没有细菌生长，表明骨折部位的感染已经消除。由于金属刺激，患者在初次受伤后 4 年内顺利地取出了髓内钉和所有的交锁螺钉。在最近的随访中，患者表现出右腿功能完全正常，运动和感觉功能完好，膝关节活动范围为 0°~140°，切口愈合良好，皮瓣成活。最后的 X 线片显示胫骨完全愈合（图 6.4）。为了达到这个结果，患者在 4 年中接受了 20 多次手术。

讨论

胫骨开放性骨折

胫骨骨折是所有长骨中骨不愈合率最高的骨折，发生率高达 14%[1]。开放性胫骨骨折不愈合和延迟愈合的发生率特别高，据报道由于愈合缓慢而进行的翻修手术率在 12%~41.1% 之间 [2, 3]。骨不连通常是由感染引起的，胫骨开放性骨折后的感染率为 10%~30% 不等，这取决于损伤的严重程度 [2~4]。高不愈合率和高感染率可以理解为高能量损伤机制以及由于开放性胫骨骨折导致的严重软组织损伤引起 [3]。

如上述病例所示，这些损伤可能对患者的生活造成毁灭性的影响。多个治疗过程、长疗程的抗生素、昂贵的住院费用，以及截肢的可能性，严重影响了患者的生活质量。在伤后 12 个月，与基线相比，许多胫骨干骨折患者的生活质量指标仍然下降，与闭合性损伤相比，开放性损伤的简式六维度 Short-Form Six-Dimension（SF-6D）评分明显降低 [5]。由于这些严重的并发症，预防其进展为感染性骨不连至关重要。

初期开放性骨折的急诊处理包括静脉注射抗生素以及损伤部位的局部检查和诊断。虽然损伤后 6h 内进行 I & D 已经被公认为一般规则 [6, 7]，但创伤文献中对 I & D 的时机仍存在

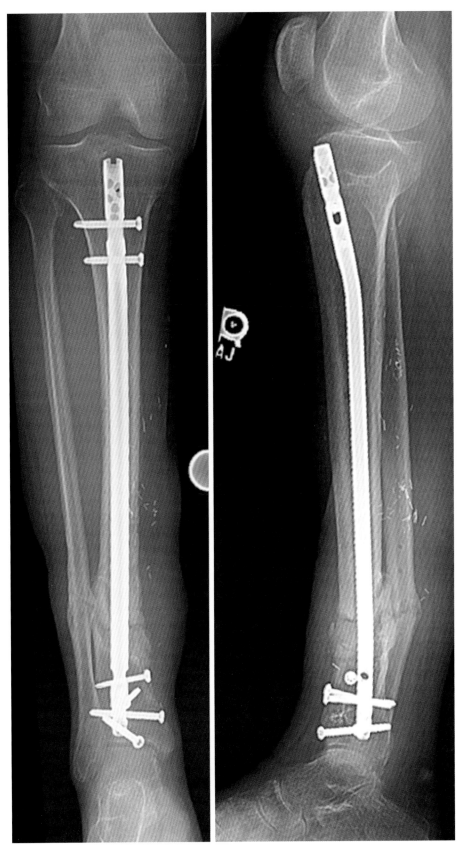

图 6.3　第二阶段翻修后右侧胫骨的正侧位 X 线片显示拆除了外固定装置并取出了间质体，骨移植填充骨缺损，并用髓内钉固定

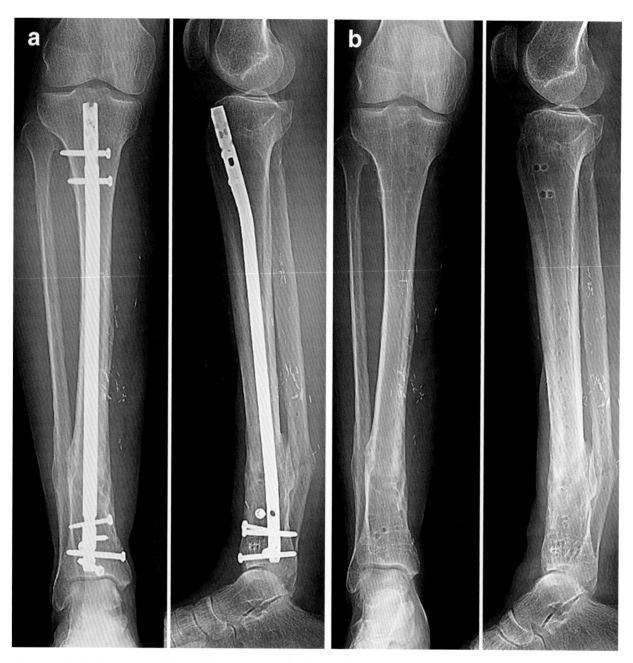

图 6.4 （a）取下金属内固定物前最后随访时的正侧位 X 线片显示胫腓骨远端骨愈合，且内固定物完好。（b）最新随访的正侧位 X 线片显示胫骨坚固的愈合

争议。Namdari 等发现 42% 的胫骨开放性骨折患者在受伤后超过 6h 才接受 I&D 治疗，这种延迟与年龄、头部或胸部损伤、较高的损伤评分、深夜就诊和医院类型有关[7]。目前还没有大量文献支持 6h 内清创可以降低开放性骨折感染率，许多外科医生自信地在第二天早上对损伤较小的开放性胫骨骨折进行清创[6]。损伤程度高、高度污染的开放性骨折具有

更大的感染风险，因此应更及时地清创。

感染性骨不连的危险因素

尽管开放性骨折的初期处理得当，但这些复杂的损伤类型仍可能发展为感染性骨不连伴慢性创伤性骨髓炎。开放性胫骨骨折在受伤时被周围环境的细菌污染。高能损伤机制导致软组织失活和潜在的血管破裂，进一步增加了这些损伤后持续感染和骨愈合不良的风险。接受多次外科手术和长期住院也为感染提供了机会。糖尿病和吸烟等进一步增加了感染风险[8]。

某些细菌在植入物表面和失活骨上形成生物膜，使感染性骨不连难以治疗[4]。金黄色葡萄球菌是感染性骨不连最常见的分离菌，在 65%~70% 的患者中与其他微生物共同存在[4, 9]。骨髓炎是典型的多细菌感染性疾病，据报道 32%~70% 的患者有多种微生物感染[4, 9]。

感染性骨不连的诊断

感染性骨不连的患者可能有不同临床表现。骨折部位的压痛和骨折未愈合时负重而感到疼痛，这些症状都应该考虑可能发生骨不连。有些患者可能会出现明显的感染症状，包括红斑、开放性创面或伴有脓性渗出的窦道[4]。其他没有明显皮肤和软组织受累的患者可能会出现持续不愈合的骨折或看似已经愈合的骨再骨折。Mills 等在 5% 的无菌性骨不连患者中发现了隐性感染[10]，而 Amorosa 等报道，28.7% 的无菌性骨干骨不连患者术中培养呈阳性[11]。因此，即使在没有明显感染迹象的患者中，也有必要高度怀疑是否存在感染。

应始终怀疑感染。感染性骨不连和慢性骨髓炎的检查包括实验室检查、影像学检查和培养结果。红细胞沉降率（ESR）和 C- 反应蛋白（CRP）水平升高可作为炎症的标志物。白细胞（WBC）计数在活动性软组织或伤口感染患者中可能升高，但通常不会因感染性骨不连而升高。

X 线片有助于评估骨折愈合程度及骨连续性以及内植物并发症，其可指示在骨折部位的不稳定（如植入物断裂或螺钉移位）。此外，一般用全长站立的 X 线片来评估四肢力线情况。然后通过计算机断层扫描（CT）以更好地显示任何桥接骨痂的范围，确认骨不连的存在，并有助于未来手术计划的制订。CT 扫描的一个关键好处是能够寻找孤立的碎骨和明确死骨范围。这些区域必须清除，因为它们是细菌安全的庇护所。磁共振成像（MRI）对于评估患者是否存在骨髓炎特别敏感，但通常不能帮助诊断骨不连[4]。

　　培养结果和病原体鉴定是确定诊断感染性骨不连的最佳方法。培养标本应该在手术清理骨、软组织、伤口床、窦道和脓性引流（如有）时留取。重要的是要知道在获得培养物之前使用的抗生素，因为这可能会影响结果。我们的方案包括至少采取 5 种培养物来帮助排除污染物和鉴定多种微生物物种。

感染性骨不连的治疗

根除感染

　　当出现慢性感染性骨不连时，必须尽一切努力根除感染，否则骨折部位将无法愈合。这是治疗的第一步也是最关键的一步。静脉（IV）和 / 或口服抗生素应由感染专家根据药敏试验给出建议。手术时，应移除受感染的内植物和 / 或异物（例如在我们的例子中，折断的螺钉）并对感染和坏死的骨进行积极地连续清创。在取出内植物和切除坏死骨后，刚性外固定架在治疗的这一阶段通常用于临时稳定，因为这可以使断端稳定，而不需要将内植物放置在感染区。

　　抗生素也可以在骨不连处局部应用，以帮助治疗感染。带抗生素的聚甲基丙烯酸甲酯（PMMA）骨水泥，是局部抗生素释放的金标准。携带抗生素的聚甲基丙烯酸甲酯可以做成珠状物、较大的块状间隔物或涂有抗生素的聚甲基丙烯酸甲酯的髓内植入物[12]。多个作者报告了使用庆大霉素或妥布霉素 / 万古霉素抗生素水泥涂层交锁髓内钉治疗感染性胫骨骨不连的成功案例[9, 12]。在治疗感染的同时，这些结构可以固定骨折部位，在某些患者中，可以在一次手术中潜在地治疗感染性骨不连，从而避免了两阶段翻修手术。

　　另外，膜诱导（Masquelet）技术是一种两阶段的治疗感染性骨不连和大段骨缺损的方法[8, 13~15]。在这项技术中，带抗生素的 PMMA 间质体在最后的 I&D 时被置入骨缺损中，这有助于治疗局部感染，并诱导在骨水泥间质体周围形成高度血管化的含有生长因子的膜。

大约4~6周后，取出间质体，保持血管化膜完整，膜内腔隙植骨填充。用内固定器固定骨折。这一系列的程序有助于清除感染，并促进大段骨缺损的愈合，如果不植骨骨缺损无法愈合。

处理软组织缺损

在最初的感染处理过程中，软组织缺损应该得到解决。必要时，可以使用皮瓣覆盖（任意、旋转或局部推进皮瓣）和植皮来覆盖伤口。这些技术应该由在游离皮瓣和软组织覆盖方面受过高级训练的外科医生（如整形外科医生）来执行，以最大限度地提高效果。解决软组织问题有助于根除感染，因为健康的组织可以防止新的细菌污染，其提供的血供可以将静脉注射抗生素输送到以前的无效腔。

游离皮瓣特别适用于胫骨远端骨折、胫骨骨折伴大面积软组织缺损、骨折伴伤口并发症需要行翻修手术。Nieminen等评估了一系列胫骨骨折内固定术后出现并发症，导致骨或内植物暴露需要游离皮瓣覆盖。他们报告了13/15（86.6%）例皮瓣的患者在最终随访时创面愈合，皮肤完整，无感染[16]。肌瓣也成功地治疗了慢性骨髓炎引起的伤口和窦道，有一项研究报告说对于局部下肢骨髓炎患者的成功率为91%。软组织覆盖应在确定固定前实现，以便覆盖任何新的植入物，并应被视为治疗感染部分的关键部分。

解决骨缺损和骨折最终固定

一旦感染得到控制，软组织缺损得到解决，就可以尝试用骨缺损的治疗来最终固定骨折不愈合的部位。骨移植有多种类型，包括自体骨移植、同种异体骨移植、带血管游离腓骨移植和Ilizarov式骨移植。如前所述，Masquelet技术是一种两阶段手术，用于治疗感染性骨不连和伴有大骨缺损的胫骨骨折，成功率在85%~100%之间[8, 13~15]。在我们的病例的第一阶段，使用抗生素间质体填充骨缺损区域，并应用外固定器，在第二阶段进行自体骨移植和最终固定。Liu等评估了16例感染性骨不连患者，报告了100%的治愈率，平均愈合时间为7.4个月[13]。Muhlh'usser等观察了一小部分感染性开放性胫骨骨折患者，其中7/8（87.5%）患者获得了临床和影像学愈合[14]。

为了获得第二阶段所需的移植骨，髂骨植骨和使用铰刀扩髓器 – 冲洗器 – 抽吸器（RIA）

技术获取的自体股骨都是可行的选择。尽管髂嵴骨移植被视为金标准，但 RIA 显示出相似的愈合率，髂嵴移植术后疼痛减少，术中操作时间缩短，移植物体积在 25~50mL 之间[18, 19]。在我们的病例中，放置胫骨髓内钉的同时显露股骨使用 RIA，从而避免了需要单独切开股骨近端。除了填充骨缺损外，使用髓内钉或钢板螺钉的确定性固定应符合骨折固定的标准原则。

虽然在我们的病例中没有使用，但 Ilizarov 和"骨搬运"技术也可以用于治疗感染性胫骨骨不连和大段骨缺损。这种方法在整个治疗过程中通过一个专门的外固定器（Ilizarov 器械）进行牵拉成骨。这使患者能够通过自然骨愈合填补骨缺损，通常无须内固定。与 Masquelet 技术类似，Ilizarov 技术的成功率在 86.1%~97.3% 之间[20, 21]。然而，患者有针道感染的风险，必须佩戴笨重的外固定器数月。

在整个治疗过程中，进行随访和咨询时，应密切跟踪并监测伤口并发症、感染复发或植入物并发症的发展情况。所有参与患者护理的医生，包括骨科医生、整形外科医生和感染科专家，都应该密切关注患者。应利用物理疗法帮助恢复患肢的活动范围和功能。如病例所示，随着时间的推移和治疗策略的严格实施，根除感染、骨愈合、保肢和功能性肢体恢复是可以实现的。如本文所示，开放性骨折进展为感染性骨不连的患者必须得到适当的建议，包括恢复时间长、多次手术、需要抗生素、截肢或功能丧失的可能性，以及与所有治疗医生密切随访的重要性。

临床精要

1. 预防感染性骨不连。开放性骨折进展为感染性骨不连很难处理，对患者也是毁灭性的。因此，急诊治疗开放性骨折时切记：
   - 静脉注射抗生素。
   - 冲洗和清创。
2. 有计划地进行手术。开放性骨折进展为胫骨感染性骨不连时，应仔细进行多阶段手术计划，包括：
   - 通过清创、切除死骨以及全身和局部抗生素控制感染。
   - 适当的临时外固定。

- 软组织覆盖。
- 解决骨缺损。
- 骨不连的确定性固定。

3. 多学科团队合作治疗。开放性骨折进展为感染性骨不连时应通过多学科团队合作进行治疗，包括：

- 创伤骨科医生。
- 整形外科医生。
- 感染科专家。
- 物理治疗师。

参考文献

[1] Zura R, Xiong Z, Einhorn T, Watson JT, Ostrum RF, Prayson MJ, et al. Epidemiology of fracture nonunion in 18 human bones. JAMA Surg. 2016;151（11）:1–12.

[2] Thakore R, Francois E, Nwosu S, Attum B, Whiting P, Siuta M, et al. The Gustilo – Anderson classification system as predictor of nonunion and infection in open tibia fractures. Eur J Trauma Emerg Surg. 2017;43:651–658

[3] Singh A, Tan J, Hao J, Wei DT, Liang CW, Murphy D, et al. Gustilo IIIB open Tibial fractures: an analysis of infection and nonunion rates. Indian J Orthop. 2018;52（4）:406–410.

[4] Patzakis M, Zalavras C. Chronic posttraumatic osteomyelitis and infected nonunion of the tibia:current management concepts.J Am Acad Orthop Surg. 2005;13（6）:417–427.

[5] Gitajn I, Titus A, Tosteson A, Sprague S, Jeray K, Petrisor B, et al. Deficits in preference-based health-related quality of life after complications associated with tibial fracture. Bone Joint J. 2018;100–B（9）:1227–1233.

[6] Melvin SJ, Dombroski DG, Torbert JT, Kovach SJ, Esterhai JL, Mehta S. Open Tibial shaft fractures: I.evaluation and initial wound management. JAAOS. 2010;18（1）:10–19.

[7] Namdari S, Baldwin KD, Matuszewski P, Esterhai JL, Mehta S.Delay in surgical débridement of open tibia fractures: an analysis of national practice trends. J Orthop Trauma. 2011;25（3）:140–144.

[8] Siboni R, Joseph E, Blasco L, Barbe C, Bajolet O, Diallo S, et al. Management of septic non-union of the tibia by the induced membrane technique. What factors could improve results? Orthop Traumatol Surg Res. 2018;104:911–915.

[9] Thonse R, Conway G, Conway J. Antibiotic cement-coated interlocking nail for the treatment of infected nonunions and segmental bone defects. J Orthop Trauma. 2007;21（4）:258–268.

[10]Mills L, Tsang J, Hopper G, Keenan G, Simpson AHRW. The multifactorial aetiology of fracture nonunion and the importance of searching for latent infection. Bone Joint Res. 2016;5（10）:512–519.

[11]Amorosa L, Buirs L, Bexkens R, Wellman D, Kloen P, Lorich D, et al. A single-stage treatment protocol for presumptive aseptic diaphyseal nonunions: a review of outcomes. J Orthop Trauma. 2013;27（10）:582–586.

[12]Riel RU, Gladden PB. A simple method for fashioning an antibiotic cement–coated interlocking intramedullary nail.

Am J Orthop. 2010;39（1）:18–21.

[13] Liu X, Ding G, Zhou D, Xiang L. Antibiotic-loaded bone cement spacer usage combined with membrane induction in infected gap non-unions: a case series. Pak J Med Sci. 2018;34（5）:1088–1093.

[14] Mühlhäusser J, Winkler J, Babst R, Beeres FJP. Infected tibia defect fractures treated with the Masquelet technique. Medicine（Baltimore）. 2017;96（20）:1–7.

[15] Gupta G, Ahmad S, Zahid M, Khan AH, Sherwani MKA, Khan AQ. Management of traumatic tibial diaphyseal bone defect by "induced- membrane technique". Indian J Orthop. 2016;50（3）:290–296.

[16] Nieminen H,Kuokkanen H,Tukiainen E, Asko-Seljavaara S. Free flap reconstructions of Tibial fractures complicated after internal fixation. J Trauma. 1995;38（4）:660–664.

[17] Gonzalez MH, Weinzweig N. Muscle flaps in the treatment of osteomyelitis of the lower extremity. J Trauma. 2005;58:1019–1023.

[18] Dawson J,Kiner D,Gardner WI, Swafford R, Nowotarski PJ. The reamer – irrigator – aspirator as a device for harvesting bone graft compared with iliac crest bone graft: union rates and complications. J Orthop Trauma. 2014;28（10）:584–590.

[19] Conway J, Shabtai L, Specht S, Herzenberg J. Sequential harvesting of bone graft from the intramedullary canal of the femur. Orthopedics. 2014;37（9）:e796–e803.

[20] Yin P, Ji Q, Li T, Li J, Li Z, Liu J, et al. A systematic review and meta-analysis of Ilizarov methods in the treatment of infected nonunion of tibia and femur. PLoS One. 2015;10（11）:1–12.

[21] Mcnally M, Ferguson J, Kugan R, Stubbs D. Ilizarov treatment protocols in the management of infected nonunion of the tibia. J Orthop Trauma. 2017;31（10）:S47–S54.

第七章
锁骨感染性骨不连

James Shaw, Burak Altintas, Andy O. Miller, David L. Helfet

病例：锁骨开放性感染性骨不连

一名健康的 45 岁女性，从马背上摔下，导致左锁骨 1 型开放性骨折。患者被紧急送往手术室，外科医生对开放性骨折处进行一期冲洗清创，然后行切开复位锁骨内固定术（图 7.1a）。

4 个月后，患者仍感觉疼痛，并发现锁骨固定松动，骨折部位骨不连（图 7.1b）。在初次受伤 5 个月后，患者再次被送往手术室，由同一名外科医生行翻修切开复位内固定术及髂骨移植修复骨不连术（图 7.1c；上图）。

翻修手术 6 周后，患者仍感觉疼痛，软组织肿胀加剧，切口中心周围局部发红。患者回外科医生处复查，X 线片显示固定失败，螺钉出现松动迹象（图 7.1c；下图）。给予患者为期 10 天的口服头孢氨苄治疗后，肿胀发红等不适症状得到缓解。

两周后，根据影像学检查结果提示内固定可能失效。虽然怀疑患者的骨不连为感染性病因引起，但常规感染性炎症标志物检查结果为阴性：白细胞 $6.94 \times 10^9/L$，血沉 5mm/h，C- 反应蛋白 0.7mg/dL。整个病程中，患者无发热，体征正常。在此阶段，患者伤口外观

J. Shaw · B. Altintas · A. O. Miller · D. L. Helfet (✉)
Hospital for Special Surgery and New York Presbyterian Hospital,
New York, NY, USA
Weill Cornell Medicine, New York, NY, USA
e-mail: helfetd@hss.edu

© Springer Nature Switzerland AG 2020
J. Reznicek et al. (eds.), *Musculoskeletal Infections*,
https://doi.org/10.1007/978-3-030-41150-3_7

愈合良好，为求进一步诊治转入我科。我科建议行一期手术清创和翻修固定术。鉴于我们考虑将该患者作为感染性骨不连治疗，术前我们请感染科专家会诊。

患者因需要手术治疗收住入院，根据感染科的建议，行固定物取出术、常规冲洗清创术，从骨不连部位取出 5 个组织标本（非拭子）进行微生物学分析。每个标本分别进行需氧和厌氧培养，并选取其中 2 个标本进行分枝杆菌和真菌培养。对患者锁骨骨折处行翻修切开复位加压双钢板内固定疗法，我们在这项技术上有过很多成功病例（图 7.1d）[1]。在等待培养结果的同时，根据感染科的建议，在缝合患者伤口的同时予以引流处理，并根据经验静脉注射万古霉素和头孢曲松。虽然需氧培养 5 天无菌生长，但多个厌氧菌培养 6 天

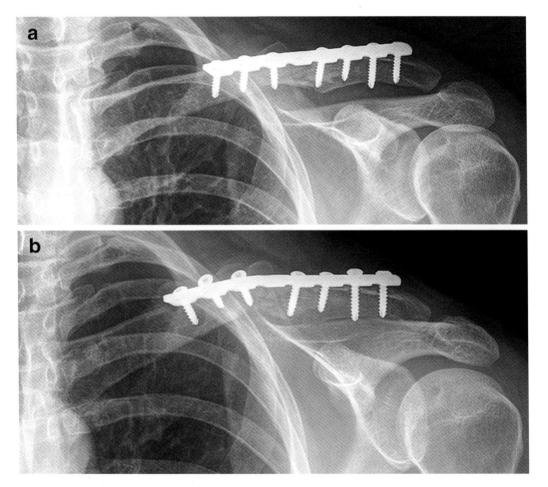

图 7.1　（a）开放性骨折一期清创和内固定术后左锁骨 X 线片。（b）一期手术 4 个月后左锁骨 X 线片，显示骨折处固定松动、骨不连。（c）一期手术 5 个月后翻修切开复位和植骨术后左锁骨 X 线片（上图）。翻修术后 6 周左锁骨 X 线片，显示外侧螺钉松动（下图）。（d）第二次翻修手术（包括固定物取出、软组织 / 骨清创和双钢板固定）后的左锁骨术中影像。（e）最后一次手术约 6 个月后左锁骨 X 线片，显示骨折愈合。缩写：L. 左侧

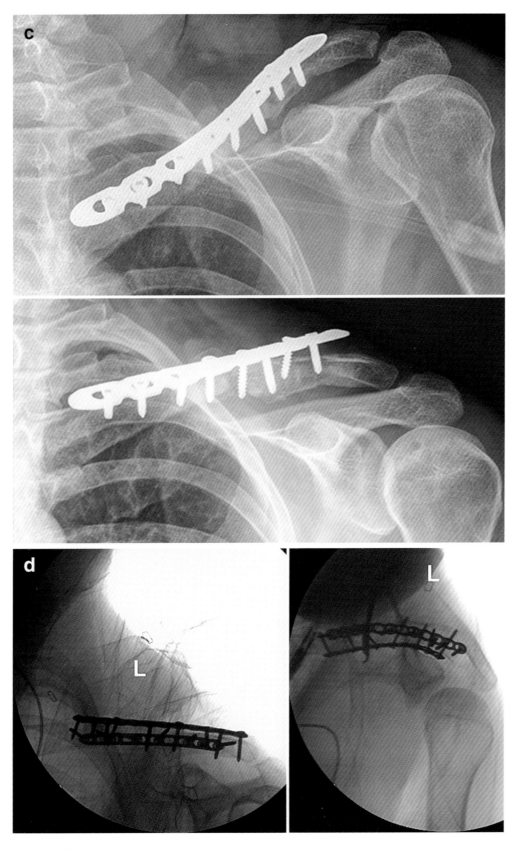

图 7.1（续）

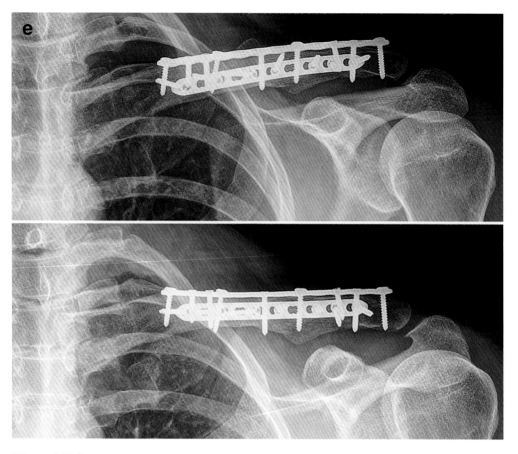

图 7.1（续）

出现痤疮丙酸杆菌生长。患者以门诊定期随访的方式，通过经外周静脉穿刺中心静脉置管接受了为期 6 周的青霉素治疗。

在完成静脉滴注抗生素疗程后，在接下来的 6 个月里，改成口服阿莫西林治疗，直到临床和影像学检查结果均显示左锁骨已愈合（图 7.1e）。此时，患者未再表现出持续感染的迹象，并已停用抗生素。患者无须进一步的手术干预、重复清创术或取出固定物。在最后一次随访时，即骨不连翻修术 24 个月后，患者未出现感染或固定物并发症的迹象或症状。

讨论

尽管大多数骨折经手术治疗都能愈合，但是一部分患者却出现骨不连的情况。开放性骨折和既往手术是导致感染的危险因素。感染是导致手术治疗后出现骨不连的一个重要原因[2]。在出现感染的情况下，治疗骨不连会特别具有挑战性[3]。

可以通过术前常规血液检查中感染性标志物（血清、白细胞计数、C- 反应蛋白水平和血沉）的升高与否来判断是否感染[4]。一项针对骨不连患者进行的单中心回顾性研究显示，0、1、2 和 3 项检查结果偏高出现感染性骨不连的概率分别为 19.6%、18.8%、56.0% 和 100%[5]。这些患者临床表现为亚临床或惰性感染性骨不连，其临床症状不典型或 "假定无菌"，诊治时也就更为复杂且更具挑战性。在这部分患者中，常规炎症标志可能不会升高。因此，难以在翻修手术前诊断这些患者是否存在感染[5~7]。术中从骨不连部位组织中分离一种或多种病原体进行培养仍然是判断感染的最可靠方法[4]。虽然大多数病原体在微生物实验室生长所需时间为 2~4 天，但痤疮丙酸杆菌和其他较少见的病原体需要更长的时间才能被检出，有时还需要特殊的生长条件。随着骨外科病原体分子检测技术的发展，目前基于培养的技术可能会被淘汰，但就目前而言，术中培养仍是这些骨外科病例中病原体检测的黄金标准。

在关于关节成形术的文献中，对感染究竟采用一期治疗还是二期治疗仍然存在争议[4, 6]。由于尚未出台关于感染性骨不连治疗的标准化指南，因此将这种治疗方法应用于明显的感染性骨不连患者（存在全身性败血症症状性感染或引流伤口或连通性窦道等的感染临床症状）时，通常建议采用二期手术方案[4, 6, 8~10]，包括取出固定物、获取培养物以及彻底清创等初步治疗。在低毒力感染的情况下，骨折稳定有助于骨愈合和根治感染[11~13]。如果在治疗感染时可以确保稳定方式的安全性，则可根据感染原发部位给予临时稳定处理。对于下肢而言，可通过装上外部固定器或涂有抗生素的髓内装置获得暂时的稳定性。辅助抗生素也可通过各种给药系统施用于手术部位。针对致病菌的全身性抗生素，无论是肠外给药还是口服，通常用药时长为 4~6 周[4, 6]。抗生素疗程结束后，只要没有感染的症状，即可进行骨缺损的确定性固定治疗[8~10]。

对于没有感染病史或临床症状的患者，可以采用一期清创和修复术治疗骨不连[2, 7, 14]。据报道，在有手术史或开放性骨折的患者中，术中培养阳性的发生率为 20%[2]。在 Olszewski 等的文献中，建议对所有接受翻修手术的患者进行术中培养，无论临床上是否存在感染。根据 Amorosa 等的类似文献，28.7% 的骨干骨不连患者术中培养结果呈阳性。近年来，在相同的手术中采用一期冲洗清创术和稳定固定术治疗感染性骨不连（无论是否进行骨移植）都取得了成功。在 Olzewski 等的一项研究中，78% 培养结果呈阳性的骨不连患者在一期手术后即愈合。根据 Arsoy 等的文献报道，培养结果呈阳性的患者在骨不连一期手术后的愈合率达到了 84%。在两项研究中，患者均在术后接受了相应疗程的针对培养结果的敏感抗生素治疗。

感染性骨不连的一般治疗原则包括：彻底清创失活组织和坏死或感染骨，诊断需依靠术中培养，稳定固定，以及适当的骨缺损治疗[10]。建议进行传染病会诊，以协助诊断管理、抗生素治疗和监测。

本院通常在翻修骨不连手术前停用抗生素至少 2 周，以获得术中培养的最佳敏感性[4]。在手术时，最好从感染的骨不连部位取 5 个术中样本进行需氧和厌氧菌培养，以最大限度地提高诊断成功率。这一建议来自于人工关节感染的相关文献[4]。一般而言，相比于一个或未检出阳性培养结果，两个或两个以上阳性培养结果显示更高的感染可能性。根据肌肉骨骼感染学会和国际共识小组人工关节感染标准，如果两个或两个以上的培养分离出同一微生物，则建议进行抗生素治疗[4]。在单次术中培养结果呈阳性但未检出其他阳性指标的情况下，感染的可能性非常低[15]。因此，如果微生物的毒力低或可能是皮肤污染物，则可忽略单一阳性的培养结果[4、6]。但是，在检出高毒力微生物（例如耐甲氧西林金黄色葡萄球菌和革兰阴性菌等）、存在明显的严重感染迹象或检出全身实验室标志物的情况下，应根据骨外科和感染科的指示进行治疗[4、6]。对于假定无菌性骨不连一期翻修术后确诊的感染，我们采用保留固定物并给予高强度静脉点滴或口服抗生素的治疗方法，疗程长短取决于微生物种类，然后口服低剂量抗生素，直到达到外科医生定义的临床和影像学愈合标准。我们将临床愈合定义为骨折部位无疼痛，影像学愈合定义为 X 线片或 CT 显示充分的皮质结构连续性恢复。

临床精要

1. 开放性骨折和既往手术史是导致感染的危险因素。

2. 在骨折不愈合诊断检查过程中应始终将感染作为影响因素。

3. 炎症标志物、血清白细胞计数、C- 反应蛋白水平和血沉可作为感染诊断指标；然而，金标准仍然是骨不连部位的组织培养。

4. 感染性骨不连的治疗原则包括：

（a）彻底清创感染和失活软组织及骨骼。

（b）基于所报道的"意外感染"发生率，即使不存在临床感染的迹象，也要获取术中组织进行培养。建议对5~6个组织样本进行需氧和厌氧培养。如果结合临床怀疑存在异常非细菌性微生物，建议进行分枝杆菌和真菌培养。

（c）正如我们已发表的，即使在锁骨感染的情况下，采用锁骨垂直双钢板进行骨不连加压复位稳定固定术的愈合率为100%[16]。

（d）自体骨或异体骨移植治疗骨缺损。

（e）在感染科专家的监督和指导下，静脉滴注或口服抑制感染性微生物的抗生素4~6周，然后口服抗生素，直到达到骨折临床愈合标准。

5. 并非所有感染性骨不连都可以采用一期外科手术疗法。临床败血症、引流窦道和脓性脓疱都是明显的感染迹象，应在必要时采取分期手术和暂时固定等疗法。

6. 对于假定无菌性骨不连，即使有感染的情况下，通过恰当的围手术期治疗以及密切随访，可以一次手术获得较高的骨愈合率。

7. 最终的手术治疗方案应该由骨科医生确定，当然此前应充分权衡综合其他部门会诊意见包括感染科（培养和抗生素治疗）和整形/显微外科（需要软组织覆盖），由整形外科医生最终决定外科手术治疗方案。

参考文献

[1] Prasarn ML, Meyers KN, Wilkin G, Wellman DS, Chan DB, Ahn J, et al. Dual mini-fragment plating for midshaft clavicle fractures: a clinical and biomechanical investigation. Arch Orthop Trauma Surg. 2015;135（12）:1655–1662.

[2] Olszewski D, Streubel PN, Stucken C, Ricci WM, Hoffmann MF, Jones CB, et al. Fate of patients with a "surprise" positive culture after nonunion surgery. J Orthop Trauma. 2016;30（1）:e19–e23.

[3] Brinker MR. Nonunions: evaluation and treatment. In: Brownder BD, Levine AM, Jupiter JB, Trafton PG, editors. Skeletal trauma. 5th ed. Philadelphia: Elsevier Saunders; 2003. p. 507–604.

[4] Osmon DR, Berbari EF, Berendt AR, Lew D, Zimmerli W, Steckelberg JM, et al. Diagnosis and management of prosthetic joint infection: clinical practice guidelines by the Infectious Diseases Society of America. Clin Infect Dis. 2013;56（1）:e1–e25.

[5] Stucken C, Olszewski DC, Creevy WR, Murakami AM, Tornetta P. Preoperative diagnosis of infection in patients with nonunions. J Bone Joint Surg Am. 2013;95（15）:1409–1412.

[6] Aboltins CA, Anemuller R, Belden K, Brause B, Citak M, Del Pozo JL, et al. Hip and knee section, treatment,

antimicrobials: proceedings of international consensus on orthopedic infections. J Arthroplast. 2019;34（2S）:S477–S482.

[7] Amorosa LF, Buirs LD, Bexkens R, Wellman DS, Kloen P, Lorich DG, et al. A single-stage treatment protocol for presumptive aseptic diaphyseal nonunions: a review of outcomes. J Orthop Trauma. 2013;27（10）:582–586.

[8] Berkes M, Obremskey WT, Scannell B, Ellington JK, Hymes RA, Bosse M. Maintenance of hardware after early postoperative infection following fracture internal fixation. J Bone Joint Surg Am. 2010;92（4）:823–828.

[9] Cierny G 3rd, Mader JT, Penninck JJ. A clinical staging system for adult osteomyelitis. Clin Orthop Relat Res. 2003;414:7–24.

[10] Wu H, Shen J, Yu X, Fu J, Yu S, Sun D, et al. Two stage management of Cierny-Mader type IV chronic osteomyelitis of the long bones. Injury. 2017;48（2）:511–518.

[11] Friedrich B, Klaue P. Mechanical stability and post-traumatic osteitis: an experimental evaluation of the relation between infection of bone and internal fixation. Injury. 1977;9（1）:23–29.

[12] Rittmann WW, Perren SM. Cortical bone healing after internal fixation and infection: biomechanics and biology. Berlin: Springer; 1975.

[13] Sabate Bresco M, O'Mahony L, Zeiter S, Kluge K, Ziegler M, Berset C, et al. Influence of fracture stability on Staphylococcus epidermidis and Staphylococcus aureus infection in a murine femoral fracture model. Eur Cell Mater. 2017;34:321–340.

[14] Arsoy D, Donders JCE, Kleeblad LJ, Miller AO, Henry MW, Wellman DS, et al. Outcomes of presumed aseptic long-bone nonunions with positive intraoperative cultures through a single- stage surgical protocol. J Orthop Trauma. 2018;32（Suppl 1）:S35–S39.

[15] Barrack RL, Aggarwal A, Burnett RS, Clohisy JC, Ghanem E, Sharkey P, et al. The fate of the unexpected positive intraoperative cultures after revision total knee arthroplasty. J Arthroplast. 2007;22（6 Suppl 2）:94–99.

[16] Gausden EB, Villa J, Warner SJ, Redko M, Pearle A, Miller A, et al. Nonunion after clavicle osteosynthesis: high incidence of Propionibacterium acnes. J Orthop Trauma. 2017;31（4）:229–235.

第八章
糖尿病足感染的非手术处理

Ashley Shoultz, Tejas T. Patel

病例

一名 60 岁男性患者，有 2 型糖尿病病史，右脚后跟有一创口。有外伤史，第一次注意到这个创面是在穿新鞋子打高尔夫球后两天发现的。否认有发热或寒战症状。否认近期血糖水平升高。

查体

体温 38.5℃，脉搏 85 次 /min，呼吸 11 次 /min，血压 137/70mmHg，五官（头、眼、耳、鼻、喉）：正常。心脏：心律规则。腹部：正常。四肢：膝关节以下的毛发脱落，小腿皮肤干燥开裂。小腿中部轻微凹陷性水肿，下肢慢性静脉瘀滞改变。足背和胫后动脉搏动良好。足部麻木，足跟部的溃疡面积约为 6.2cm×5.5cm。溃疡底部有占伤口 50% 的肉芽组织，

A. Shoultz (✉)
Department of Plastic Surgery, Wound Healing Clinic,
Virginia Commonwealth University, Richmond, VA, USA
e-mail: ashley.shoultz@vcuhealth.org
T. T. Patel
Department of Orthopaedic Surgery, Division of Orthopaedic
Trauma, Virginia Commonwealth University, Richmond, VA, USA
e-mail: tejas.t.patel@vcuhealth.org

© Springer Nature Switzerland AG 2020
J. Reznicek et al. (eds.), Musculoskeletal Infections,
https://doi.org/10.1007/978-3-030-41150-3_8

剩余部分为纤维组织。伤口周围是一些角化过度的皮肤。周围有少量的红斑和轻度浆液性液体流出。

实验室检查结果

- 白细胞 11 600μL

- 血糖 156mg/dL

- 糖化血红蛋白 7.8%

- 白蛋白 4.5g/dL

- 尿素氮 25mg/dL

- 肌酐 1.2mg/dL

- 血沉 16mm/h

- C- 反应蛋白 1.1mg/dL

创面的图片如图 8.1 所示。

这名患者诊断为糖尿病足溃疡，并由一个多学科的团队治疗，包括一名骨科医生，一名伤口护理专家和内科医生组成。我们确定了患者的足是由于红斑和溃疡在溃疡周围引起浅表感染。在感染科的医生会诊后给予 7 天的克林霉素经验性的治疗。MRI 和 X 线检查未见有明显的深部感染征象。踝肱指数为 0.95 确定了有充足的血流量。因此没有请血管外科会诊。患者接受了全接触管型石膏治疗后，溃疡得以解决。随后，他被转诊到一个矫形支具医生那里，为了防止复发，他做了糖尿病足的嵌体和超深的鞋子。内科医生的职责是降低了患者的血糖水平和糖化血红蛋白的指标。

讨论

流行病学

全世界约有 9% 的人患有糖尿病，其中 25% 的人会出现足部的并发症，最常见是溃疡。溃疡导致 40%~60% 的糖尿病足部感染，是截肢的主要因素 [1, 2]。感染可由神经性溃疡引起皮肤破裂导致的，细菌进入后并向下进入深部组织和 / 或骨骼，导致蜂窝织炎、骨髓炎和败血症。当患者有慢性创面、创面复发、截肢病史、探针到骨测试阳性、神经病变、肾脏疾病、没有足部保护的行走史，则感染的风险增加[2]。

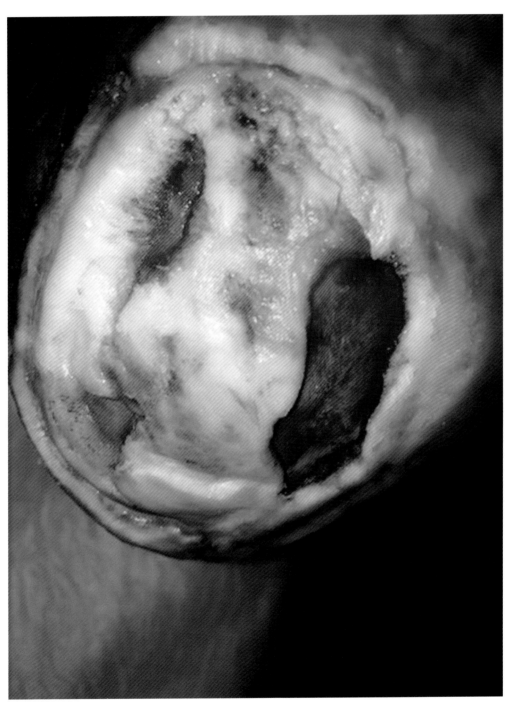

图8.1　就诊时足跟溃疡情况。注意整个基底部红色肉芽组织和白色纤维组织。边缘周围也有角化过度的皮肤

糖尿病足的病理生理学

糖尿病足溃疡继发于慢性高血糖症引起的多器官功能障碍。神经病变、血管病变、结构改变、免疫抑制与溃疡的形成和感染密切相关。神经病变涉及感觉、自主神经系统和运动系统。感觉神经病变导致保护性感觉丧失和对局部软组织损伤的疼痛反应迟钝，从而增加了出现伤口感染的风险 [3]。自主神经功能障碍会损害足部腺体的正常分泌功能，导致皮肤干裂、容易开裂。这种裂缝可作为细菌和感染的入口 [4]。运动神经病变导致肌肉不平衡引起爪状趾和马蹄足挛缩。这些畸形会增加跖骨头部足底的压力导致溃疡，尤其是前足部分 [5]。血管功能不全导致局部软组织缺血，可导致组织灌注不足引起坏死。组织灌注不足也减少了创面愈合的可能性。畸形增加了足底的压力，在神经病变的情况下增加了溃疡形成的风险 [6]。

临床研究结果

医生在查体时应注意溃疡的大小和形状。图片可以帮助观察创面的进展，另一种方法是对创面进行追踪记录其测量值。必须注意创面的深度，它可以通过数字测量或延伸到暴露的结构来量化。在创面探查到骨头时应首先考虑感染可能，除非有证据证明它不是感染 [7]。自主神经病变的程度可以通过观察下肢毛发类型和皮肤外观来评估。感觉神经病变通常用单丝评估。研究表明，使用 10g 或 5.07mm Semmes-Weinstein 单丝作为保护性感觉的最小阈值 [8]。在溃疡区域应特别注意畸形和骨性凸起，因为他们会导致溃疡形成，特别是足底的部位。

由于宿主免疫力低下感染是很难诊断的。在糖尿病患者中动脉的充盈性降低是很常见，可能导致感染创面周围出现红斑及硬化。神经病变可能会导致疼痛消失。全身症状如白细胞计数和红细胞沉降率增加，发热症状消失。临床医生应评估感染的继发症状如污染物或引流增多、创面边缘肉芽组织质量较差 [1]。取糖尿病溃疡浅层伤口的分泌物培养是有争议的。慢性创面是被大量细菌覆盖，在创面浅层去培养病原体是不可靠的。但是培养对发现是否有细菌耐药是有意义的。糖尿病足患者常常伴有蜂窝组织炎。它通常是通过查体发现，包括红斑、疼痛加剧和渗出增加并结合实验室检查如白细胞计数、血沉、C- 反应蛋白和血糖升高。软组织或骨的培养更加敏感，因为他们更可能包含唯一的病原体、对治疗深部感染是必不可少的[1]。轻度感染或未使用抗生素感染的患者更可能培养出一种或两种细菌，典型的是革兰阳性球菌，如葡萄球菌。更加严重的感染可能是多重细菌感染包括革兰阴性杆菌和厌氧菌[1]。

治疗

糖尿病足溃疡感染的治疗需要一个多学科的团队。该团队应包括足/骨科医生、血管外科医生、感染疾病专家、有资质的护理专家，以及内分泌科医生、内科医生或家庭医生。治疗方案应该是多方面的包括血糖控制、血管优化、减负荷、创面的局部护理、外科清创术和感染控制[1]。

血糖控制

血糖控制不良是糖尿病患者神经病变发展的主要原因。高血糖导致白细胞功能障碍和内皮细胞受损导致对感染的反应不灵敏。已知糖化血红蛋白水平升高的患者白细胞计数正常。改善血糖水平会改善免疫系统对感染的反应[9]。

减压对于糖尿病足部溃疡的预防和治疗都是必不可少的。减压是通过重新分配糖尿病足足底表面的压力。虽然有许多减压的选择（卧床、拐杖、轮椅、手术鞋、泡沫敷料），最有效的是完全接触支具（TCC）。完全接触支具是平衡足底表面的压力，从而减少对创口部位的直接压力。通过在足底表面添加辅助材料来进一步降低压力，这样在行走时创口受到很小甚至无压力。有研究表明完全接触支具优于可移动的TCC，因为在使用时依从性较低。患者可以拆除助行器。TCC的使用是有禁忌证的如深部感染或坏疽、脓毒血症、极度水肿和中度的一些周围动脉疾病。如果患者有行走不稳的病史也需要谨慎对待[9]。研究表明完全接触支具在降低前足压力方面是有效的。一些研究表明，压力转移到石膏和小腿，另一些研究表明，压力转移到石膏和足跟。虽然前足溃疡比足跟溃疡效果更好，但完全接触支具对足跟溃疡也是有效的[10, 11]。图8.2~图8.4表明使用完全接触支具在治疗足跟溃疡是有效的。

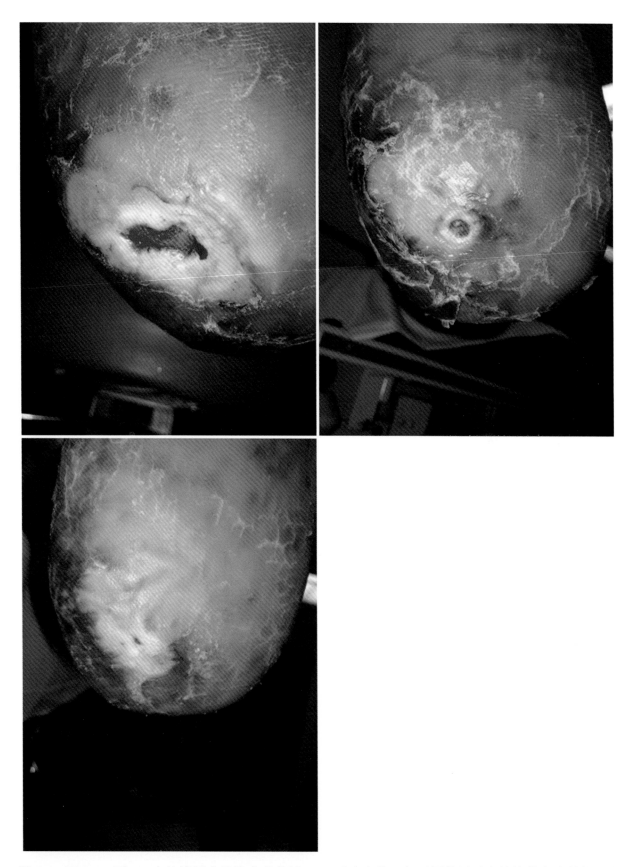

图 8.2~ 图 8.4　图 8.1 中的糖尿病足溃疡患者行 TCC 治疗变化，每两周使用适当的抗菌泡沫敷料。总疗程 3 个月

对于不能接受完全接触支具的患者、可以使用毯状泡沫外科敷料进行改良减压。将毯状泡沫外科敷料直接包裹在溃疡皮肤周围以确保在行走时完全减压。还有一些鞋子和靴子可以帮助减轻足部的压力。

局部创口管理

创面和硬结周围行床旁清创是治疗与糖尿病相关创面的第一步。由自主神经系统功能障碍引起的干燥效应除了身体对轻微的反复创伤的反应外，通常会在溃疡周围形成过度角化的硬皮。这种反应为了防护外部的创伤形成了胼胝但是增加了足底的压力而形成了溃疡。胼胝周围的中心溃疡阻止了新的上皮从边缘迁移。清创胼胝上皮细胞到正常是至关重要的，可以让迁移的细胞活跃并减少了足底的压力。创面清创术是有多种功能包括清除细菌和生物膜、刺激促创口愈合的生长因子的生成。清创可以使用多种器械进行包括手术刀、刮匙、旋转锉、超声接触清创机。应尽量将胼胝削成光滑的圆形边缘，尽量减少任何微压点[9]。

局部清创溃疡和周围坏死组织后（可能需要多次）、临床医生可以选择合适的敷料覆盖。近年来敷料的选择面增加了，为临床医生提供了更广泛的选择。敷料的选择应根据创面的需要，临床医生应遵循基本的湿性伤口愈合原则。需要考虑的因素包括创面分泌物情况、细菌数和预计换药次数。由于糖尿病溃疡分泌物较多，一般适合选用海藻酸盐和泡沫。如果创口周围的细菌数较高，可以选择抗菌的敷料。有些敷料可以使用 1、3 或 7 天。在选择局部敷料时要根据生产厂家的说明书选择。糖尿病足感染基本消除后创面需要局部护理，如果创面仍不愈合，需要更进一步的治疗。进一步的治疗方法包括创面的负压吸引治疗，重组人生长因子，细胞组织产品和高压氧治疗[12]。一旦伤口愈合，患者应该去找矫形支具医生穿戴定制的模型鞋子，以防止复发。

参考文献

[1] Bowker J, Pfeifer M, Levin M, O' Neal L.The diabetic foot. St. Louis: Mosby; 2001.

[2] Peters E.Pitfalls in diagnosing diabetic foot infections.Diabetes Metab Res Rev. 2016;32:254–260.

[3] Young MJ, Breddy JL, Veves A, Boulton AJ.The prediction of diabetic neuropathic foot ulceration using vibration perception thresholds. A prospective study. Diabetes Care. 1994;17（6）:557–560.

[4] Gilmore JE, Allen JA, Hayes JR.Autonomic function in neuropathic diabetic patients with foot ulceration. Diabetes Care. 1993;16:61–67.

[5] Fernando DJ, Masson EA, Veves A, et al. Relationship of limited joint mobility to abnormal foot pressures and diabetic foot ulceration. Diabetes Care. 1991;14:8–11.

[6] Lavery LA, Armstrong DG, Wunderlich RP, et al. Predictive value of foot pressure assessment as part of a population-based diabetes management program. Diabetes Care. 2003;26:1069–1073.

[7] Lam K, van Asten SA, Nguyen T, Lafontaine J, Lavery LA.Diagnostic accuracy of probe to bone to detect osteomyelitis in diabetic foot; a systematic review. Clin Infect Dis. 2016;63（7）:994–948.

[8] Sosenko J, Gadia M, Natori N, et al. Neurofunctional testing for the detection of diabetic peripheral neuropathy. Arch Intern Med. 1987;147:1741–1744.

[9] Bryant R, Nix D. Acute & chronic wounds. St. Louis: Elsevier/ Mosby; 2012.

[10] Shaw JE, Shi WL, Ulbrecht JS, et al. The mechanism of plantar unloading in total contact casts:implications for design and clinical use.Foot Ankle Int. 1997;18:809–817.

[11] Walker SC, Helm PA, Pullium G.Total contact casting and chronic diabetic neuropathic foot ulceration: healing rates by wound locations. Arch Phys Med Rehabil. 1987;68:217–221.

[12] Lipsky B, Berendt A, Cornia P, et al. 2012 Infectious Diseases Society of America clinical practice guideline for the diagnosis and treatment of diabetic foot infections. Clin Infect Dis. 2012;54:e132–e173.

第九章
糖尿病足感染的手术治疗

Tejas T. Patel

病例

一名 58 岁的女性患者，有 2 型糖尿病病史，在左足第五跖骨的足底部有一创面。她第一次发现这个创面是在 11 周前和孙子孙女去主题公园时。最初是一个周围有水泡的小创面，水泡逐渐扩大为大的溃疡。她曾就诊于一名创面护理专家，建议她使用药膏涂抹创口、促进创面愈合并且不要负重。但由于平衡问题和担心摔倒她使用了敷料包扎左足后继续行走。

查体

体温 38.7℃，心率 91 次 /min，呼吸 15 次 /min，血压 145/79mmHg。五官：发育正常。心律：心律不齐。腹部：发育正常。四肢：膝关节以下毛发脱落，双足皮肤干燥破裂。小腿中部凹陷性水肿 2+。下肢静脉瘀滞改变。足背动脉和胫后动脉搏动微弱。左足第五跖骨的底部有 5cm×3cm 溃疡面。溃疡面有一个被纤维组织包围的坏死基底。足部外侧和脚踝周围有红丘疹，伤口有"洗碗水样"渗出。

T. T. Patel (✉)

Department of Orthopaedic Surgery, Division of Orthopaedic
Trauma, Virginia Commonwealth University, Richmond, VA, USA
e-mail: tejas.t.patel@vcuhealth.org

© Springer Nature Switzerland AG 2020
J. Reznicek et al. (eds.), Musculoskeletal Infections,
https://doi.org/10.1007/978-3-030-41150-3_9

实验室检查

- 白细胞 15 600μL，中性粒细胞 85%

- 血糖 314mg/dL

- 糖化血红蛋白 10.1%

- 白蛋白 3.1g/dL

- 尿素氮 25mg/dL

- 肌酐 2.7mg/dL

- 血沉 99mm /h

- C- 反应蛋白 7.0mg/dL

足的外观图片（图 9.1）和影像学检查（图 9.2）。

根据临床评估包括体格检查和实验室检查，这位患者诊断为糖尿病足感染溃疡。她接受了血管外科医生、骨科医生、感染科医生和内分泌科医生组成的一个多学科团队的治疗。根据 X 线片和体格检查，确定了感染涉及骨。严重的骨溶解征表明了左足第五跖骨处有死骨。在紧急手术干预前，由于患者血流动力学稳定，所以一直使用抗生素。感染的治疗包括切除左足第五跖骨处的死骨控制感染源，并根据术中培养的细菌使用特异性抗生素 6 周。感染科专家决定选用合适的抗生素和治疗时间。他们对患者出院后进行了随访，监测抗生素的毒性和副作用。在检查中发现动脉搏动减弱，监测到踝肱指数为 0.72，趾肱指数为 0.5。这表明她有周围血管病变和肢体灌注不足，血管外科医生建议行血管重建。由于她的血糖控制较差，在住院期间内分泌科医生会诊制定了血糖控制方案。营养学专家对患者饮食进行了规划，在维持血糖控制的基础上增加蛋白的摄入，以帮助创面愈合。一旦创面愈合，推荐她去找矫形支具医生，为她订制糖尿病足嵌体和超深度的鞋子，以防止复发。

讨论

背景

糖尿病和相关的高血糖引起多器官系统严重的终末端器官损伤。足部疾病继发于神

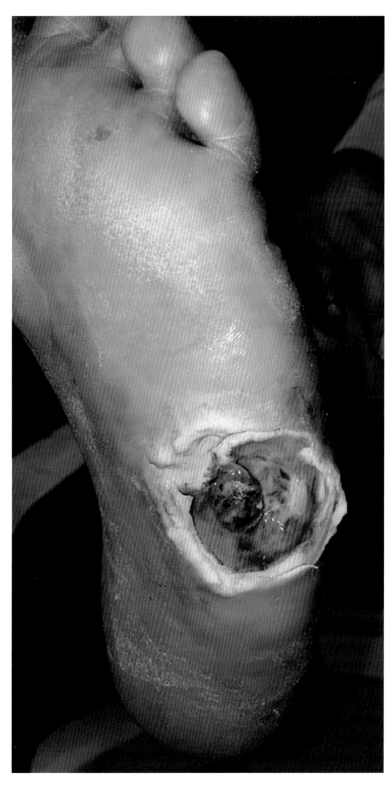

图 9.1　左足的临床照片。第五跖骨基底部的溃疡伴有基底坏
死，周围组织被侵袭

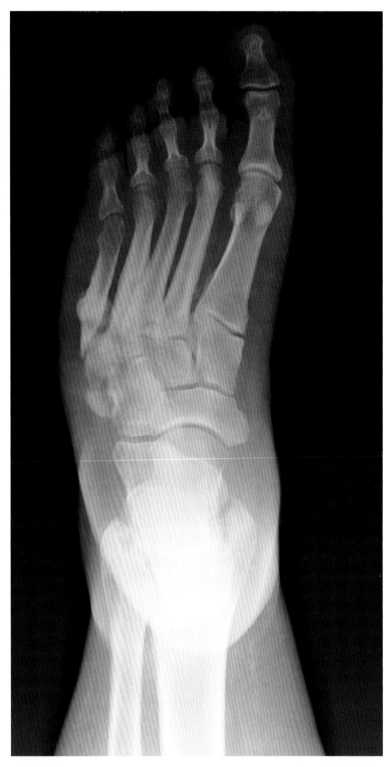

图 9.2　左足前后位 X 线片。第五跖骨基底部出现严重的骨碎裂和溶解伴有硬化区域

经病变、外周血管病变、生物力学功能障碍、畸形、创面愈合能力减弱、免疫抑制。大约58%的糖尿病足溃疡最初都有感染发生[1]。这个疾病有明显的发病率和死亡率。一项欧洲的研究表明，大约有5%的糖尿病足溃疡的患者在一年内行截肢治疗[2]。据报道神经营养性溃疡5年死亡率高达45%[3]。溃疡和感染很少成为死亡的原因。相反，糖尿病足溃疡是糖尿病患者严重的终末器官损害的表现。

病理生理学

糖尿病足溃疡是多器官受损的结果。神经病变是糖尿病足溃疡形成的主要危险因素。它影响感觉、自主和运动系统。感觉神经病变减弱了足部识别对足部损伤和创伤的能力。随后，即使足部较小的创伤也会发展成大而深的溃疡。自主神经功能障碍减少了维持皮肤系统完整性的生理分泌物，导致皮肤干燥开裂，从而成为细菌和感染的入口。运动神经病变引起肌肉的不平衡导致爪状趾、槌状趾、跖趾突出和挛缩。这些畸形会导致足部压力点异常，增加足部溃疡和创面的风险[4]。

糖尿病常与周围血管疾病和免疫抑制有关。高血糖导致大小血管硬化和钙化，导致灌注减少。如果没有足够的血流，创面是不能很好地愈合的，感染部位的免疫反应也会受损。高血糖也可降低T细胞反应、中性粒细胞功能、趋化和吞噬作用[4, 5]。血管供应不足和免疫抑制的情况下，致病菌可通过破裂的皮肤引起糖尿病足感染，这发生在约50%的糖尿病足溃疡患者中[6]。

临床评估

治疗该患者的关键是认识这个创面/感染的严重程度，根据严重程度对创面和感染进行治疗，改变危险因素去促进愈合并预防今后再次出现溃疡和创面。根据体格检查结果、症状、实验室检查结果和影像学确定创面和感染的严重程度。在感染的部位出现红斑，渗出，波动感是最常见。有时疼痛加剧和感染有关，然而如果有中度到重度的神经病变，患者可能有轻微疼痛或无痛。快速增加的红疹是侵袭性感染的标志，需要立即进行外科会诊和开始静脉输入抗生素。渗出液由单纯的脓性到更浑浊的浆液，被描述为"洗碗水样"的外观。渗出增加通常是感染溃疡的一种症状。所有的创面都应该仔细的探测深度，并发现可能暴露骨头。暴露的骨头排除其他疾病可能被考虑为骨髓炎，骨髓炎阳性诊断率为59%~89%[7]。

与感染相关的常见全身症状是发热、寒战、厌食和精神萎靡。糖尿病溃疡感染会出现败血症和感染性休克，但是这种情况相对少见。血液指标应该包括基本的代谢，完整的血细胞变化，血培养，糖化血红蛋白，以及红细胞沉降率和 C- 反应蛋白水平，这些有助于监测治疗的进展。通常感染的发生与糖尿病患者血糖控制较差有关。白蛋白、前白蛋白和总淋巴细胞总数可以帮助评估营养状况。

主要的诊断检查还应包括可控危险因素的评估。这将指导干预帮助患者溃疡愈合、解决感染、有希望预防将来复发。糖尿病患者溃疡和创面的形成主要危险因素包括周围神经病变，血流量不足，畸形和鞋子不合脚。周围神经病变最容易和可靠的评估的方法是5.07mm Semmes-Weinstein 单丝试验和 128-Hz 音叉。如果患者不能感觉到这些测试，说明他们失去了保护性感觉。运动神经病变可导致马蹄挛缩和槌状趾，增加了前足和脚趾的压力。体格检查时，通过触诊脉搏（足背动脉、胫后动脉）和检查足趾毛细血管再充盈情况来确定血管的状况。然后脉搏搏动的存在并不能排除周围血管疾病。如果有不对称搏动或搏动次数减少、毛细血管再充盈时间延长或周围血管疾病，应该进行无创的动脉检查如踝肱指数和足趾压力。踝肱指数低于 0.9 或者高于 1.4 考虑为不正常需要请血管外科会诊。动脉钙化可以人为地升高 ABIs，但对足趾压力的影响较小。趾肱指数低于 0.7 时需要请血管外科会诊[8]。

由于运动神经引起的肌肉不平衡和感觉神经病变引起 Charcot 关节病，糖尿病经常引起各种足部的畸形。足的畸形可增加足底的压力。一些研究表明糖尿病足溃疡患者的足底剪切应力增加，这可能导致溃疡的形成[9]。足部固有肌肉的萎缩可能导致槌状趾和爪状趾畸形，导致近端趾间关节背侧胼胝和溃疡形成。爪状趾使跖骨头在足底更加突出并伴有马蹄挛缩，增加了前足足底形成溃疡的风险。

影像学检查可以确定感染的程度，也有助于制定手术计划。首选的影像学检查是有病变部位的 X 线检查。X 线片上透明或清浊表明存在死骨。磁共振成像是确定骨髓炎最明确和敏感性的检查，通常是评估这个患者脓肿的最佳检查。CT 扫描需要碘化造影剂评估脓肿情况，而造影剂本身是有肾毒性的，这种毒性对于已经存在慢性肾功能不全的患者尤其危险，此外 CT 检查对早期骨髓炎的诊断率很低[10]。

治疗

考虑到糖尿病足部感染是有多种因素导致的病理结果，最好采用多学科的方法来处理。从全身性的观点看，相关症状如发热、肾功能衰竭、败血症和休克这些应用药物治疗。败血症和休克除了标准的心肺复苏措施外，应立即使用广谱抗生素。还应建立良好的血糖控制方案。

外科手术在控制感染源和获取深部组织培养中起关键作用。充分的控制感染源需要清创所有的坏死组织包括软组织和骨。有时需要多次清创才会得到一个健康的创面床。严重的骨和软组织感染可能需要行截肢。深部培养有助于识别引起感染的致病菌和帮助制定抗生素治疗方案[11]。除非患者病情不稳定，否则广谱的抗生素是不建议马上使用，因为在取得深部培养前使用抗生素治疗导致培养结果是假阴性的。抗生素治疗的持续时间也是有争议的。一项比较抗生素治疗 6 周疗程和 12 周疗程的研究发现，在 1 年的复发率在统计学上没有显著差异[12]。

一旦感染被清除和溃疡已经解决，需要采取措施减少再次复发。有随机对照试验表明在合适的鞋中订制糖尿病足嵌体可以降低糖尿病足溃疡的复发率。然而数据并不支持鞋子和内嵌物联合使用可以减少初始溃疡的形成[13, 14]。有时严重畸形的脚无法穿合适的鞋子。在这些病例中 Charcot 矫正步行靴子（CROW）可以帮助减轻足底的压力。手术矫正畸形也是可以保证的[11]。

参考文献

[1] Wukich DK, Raspovic KM, Suder NC.Patients with diabetic foot disease fear major lower-extremity amputation more than death.Foot Ankle Spec. 2017;11（1）:17–21.

[2] Prompers L, Schaper N, Apelqvist J, et al. Prediction of outcome in individuals with diabetic foot ulcers; focus on the differences between individuals with and without peripheral arterial disease.The EURODIALE study.Diabetologia. 2008;51:747–755.

[3] Moulik PK, Tonga R, Gill GV.Amputation and mortality in new-onset diabetic ulcers stratified by etiology. Diabetes Care. 2003;26（2）:491–494.

[4] Del Core MA, Ahn J, Lewis R III, Raspovic KM, Lalli TA, Wukich DK.The evaluation and treatment of diabetic foot ulcers and diabetic foot infections. Foot Ankle Orthopaedics. 2018:1–11.

[5] Bagdade JD, Root RK, Bulger RJ.Impaired leukocyte function in patients with poorly controlled diabetes. Diabetes. 1974;23（1）:9–15.

[6] Prompers L, Huijberts M, Apelqvist J, et al. High prevalence of ischemia, infection and serious comorbidity in patients with diabetic foot disease in Europe. Baseline results from the Eurodiale study. Diabetologia. 2007;50（1）:18–25.

[7] Lam K, van Asten SA, Nguyen T, La Fontaine J, Lavery LA.Diagnostic accuracy of probe to bone to detect osteomyelitis in diabetic foot; a systematic review. Clin Infect Dis. 2016;63（7）:994–948.

[8] Wukich DK, Shen W, Raspovic KM, et al. Noninvasive arterial testing in patients with diabetes; guide for foot and ankle surgeons. Foot Ankle Int. 2015;36（12）:1391–1399.

[9] Yavuz M, Ersen A, Hartos J, et al. Plantar shear stress in individuals with history of diabetic foot ulcer: an emerging predictive marker for foot ulceration. Diabetes Care. 2017;40（2）:e14–e15.

[10] Lavery LA, Armstrong DG, Karkless LB. Classification of diabetic foot wounds. J Foot Ankle Surg. 1996;35（6）:528–531.

[11] Del Core MA, Raspovic KM, Wukich DK, et al. The evaluation and treatment of diabetic foot ulcers and diabetic foot infections.Foot Ankle Orthopaedics. 2018;3（3）:1–11.

[12] Tone A, Nguyen S, Devemy F, et al. Six-week versus twelve-week antibiotic therapy for non-surgically treated diabetic osteomyelitis: a multicenter open-label controlled randomized study. Diabetes Care. 2015;38（2）:302–307.

第十章
甲真菌病

Seth J. Schweitzer

缩略词

DLSO 远端侧位甲下甲真菌病

DNA 脱氧核糖核酸

EO 甲内型甲真菌病

KOH 氢氧化钾

PAS 过碘酸雪夫染色

PCR 聚合酶链式反应

PDT 光动力治疗

PSO 近端侧位甲下甲真菌病

SDA 沙氏葡萄糖琼脂培养基

SWO 表浅性白色甲真菌病

TDO 全营养不良性甲真菌病

S. J. Schweitzer (✉)

Department of Orthopaedic Surgery, Virginia Commonwealth
University, Colonial Heights, VA, USA

e-mail: seth.schweitzer@vcuhealth.org

© Springer Nature Switzerland AG 2020

J. Reznicek et al. (eds.), *Musculoskeletal Infections*,

https://doi.org/10.1007/978-3-030-41150-3_10

病例

一名 38 岁健康男性，主诉右大踇趾甲和左大踇趾甲、第二趾甲异常。患者诉右大踇趾甲增厚、变色 5 年，左侧两趾甲最近两年出现异常。同时他发现左足第一、第二趾间出现轻度红斑、脱屑、瘙痒。他曾用过非处方的抗真菌喷雾，病情好转一段时间，但无法根治。患者否认特殊外伤史。患者在工厂工作，长时间站立，并且需要穿钢制靴子。因此他认为右大踇趾甲轻度压痛与指甲增厚有关，但是他更担心的是左侧两个趾甲会加重。在体育馆锻炼或者度假时，他觉得把脚露在外面很难堪。

查体

神经血管状况检查无异常。右侧大踇趾甲明显增厚，厚度约为 3~4mm，出现甲营养不良、肥厚、变色，趾甲中间轻度向内弯曲，两侧甲缘有甲下碎屑，病变累及全甲。直接触诊轻度压痛，无明显软组织感染征象。左侧大踇趾甲和第二趾甲变色、肥厚、甲剥离伴甲下碎屑及角化过度。病变累及甲板远端 30%。左趾无明显压痛。左足第一、第二趾间可见局部红斑、脱屑。

剪下患甲送实验室检查，PCR 检测出皮肤癣菌 – 红色毛癣菌。肝功能检查正常。

患者予以口服特比奈芬 250mg/d，12 周，外用 10% 艾氟康唑溶液 1 次 /d，48 周。左足足癣同样给予外用抗真菌药。每两个月随访评估。患者对口服药物耐受良好，对治疗方案依从性好。

治疗一年后，患者左大踇趾甲、第二趾甲外观显著改善，恢复正常。左足趾间无明显异常。右大踇趾无明显改善，仍有轻度压痛，外观无明显改善。患者选择接受全右趾甲化学性甲母质切除术后痊愈。

讨论

甲真菌病，即指（趾）甲真菌感染，是一种基层医疗机构、皮肤科及足科常见疾病。趾甲比指甲更易受累。患有外周血管病、糖尿病及其他免疫抑制疾病、性别因素（男性多于女性）、遗传倾向、吸烟及外伤患者更易罹患[1]。运动员患甲真菌病的风险较普通人高2.5 倍[2]。鞋子、袜子内温暖、阴暗、湿润的环境及出汗也会增加指（趾）甲感染的风险。

甲感染占所有甲病的 50%，常由皮肤癣菌、霉菌、酵母菌感染导致的[3]。红色毛癣菌是导致甲真菌病最常见的真菌。此外，酵母菌、非皮肤癣菌的霉菌及细菌在甲真菌病的发病中也发挥着重要作用[4]。

患者的患甲出现增厚、变色、易碎和/或甲床分离。患甲的外观对患者的生理、心理都造成影响。患者病情的评估需要详细的病史和体格检查。了解患者的疼痛程度及其对生活质量的影响。从患甲外观改变的时间来确定的其发病时间。了解患甲的分布模式可能帮助医生准确诊断甲真菌病。例如，如果左足大踇趾甲和第五趾甲两侧受累，那么甲营养不良可能是由于鞋子挤压外伤或者生物机械力导致。一旦从病史和查体中获取到这些信息，实验室检查就能进一步帮助确定诊断和治疗方案。

了解甲真菌病的不同分型可以帮助医生更合理地获取实验室检查所需的标本，有助于减少假阴性或假阳性，制订正确的治疗方案。甲真菌病的分型为：

—远端侧位甲下型甲真菌病（DLSO）：是最常见类型，因其侵犯甲板的远端侧面甲缘下而得名（图 10.1）。

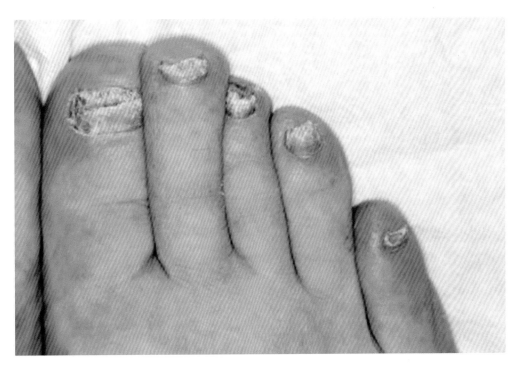

图 10.1　远端侧位甲下型甲真菌病。甲黄变、严重的甲下角化过度和甲剥离

—白色浅表型甲真菌病（SWO）：源于甲板背侧感染（图 10.2）。

—近端甲下型甲真菌病（PSO）：源于近端甲皱襞下，向远端进展（图 10.3）。

—全甲损毁型甲真菌病（TDO）：累及全甲，包括甲板和周围的甲周组织（图 10.4）。

—甲内型甲真菌病（EO）：是罕见的类型。侵犯甲表面及部分深部甲板，表现为乳白色甲板变色。感染的部位通常既不累及甲床，也不表现出甲碎裂或甲下角化过度。

成功地治疗甲真菌病需要准确的诊断[9]。首先患甲标本需要合理的取材。标本可通过剪下趾甲、刮取趾甲或钻孔活检来获取。正如这个 DLSO 的病例，标本应该从患甲的最远端侧面甲缘获取。很重要的一点是，不能从最远端分离的趾甲部分取材，因为这部分很容易导致假阴性。对于 SWO，应该刮取受累最严重的甲板背侧变色处的标本。对于怀疑是 PSO，可以通过 3mm 环钻活检背侧甲板，从而暴露深层受累甲床[6]。一旦获取甲标本，应

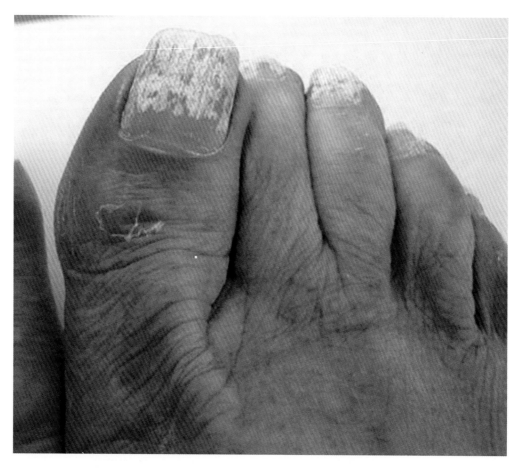

图 10.2　白色浅表型甲真菌病。甲黄白色变色，甲表面脱落

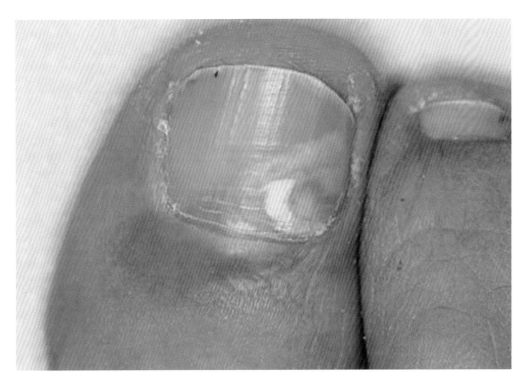

图 10.3　近端甲下型甲真菌病。由非皮肤癣菌霉菌导致，伴甲周炎症

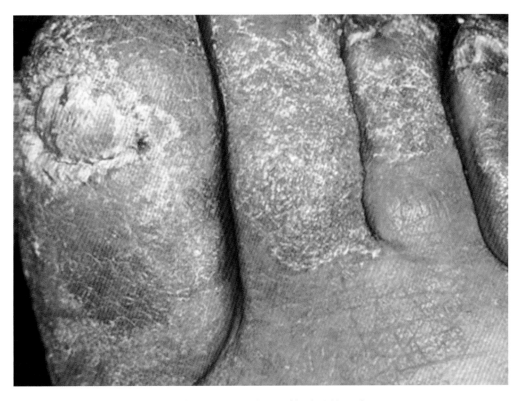

图 10.4　全甲损毁型甲真菌病。全甲板受累，伴严重的足癣

立即送实验室检查。最常见的检查是显微镜检查 KOH，SDA 真菌学培养，组织学 PAS 染色，以及 PCR 检测。KOH 是最传统的也是最常用的方法，能够快速筛查，而且费用低廉。但是敏感性比 PAS 染色低，常出现假阴性。SDA 能够鉴定培养出的真菌，但是培养时间较长，大概约 4 周时间，且不能区分是病原体还是污染微生物，有很高的假阴性。PAS 比 KOH 镜检更高的敏感性，耗时短，能区分出病原体。PCR 是快速、准确的检测方法，但是需要专业的设备，费用较高，由于可能鉴定出非侵入性的微生物而容易导致假阳性。其他的诊断方法包括质谱分析，流式细胞术和测试条。真菌学培养是诊断的金标准，辅以 PAS 染色能够降低假阴性。二者结合，敏感性可达 94%~98%[10]。

一旦检测到病原体，就可以开始治疗。甲真菌病的治疗包括外用抗真菌药物、口服抗真菌药物、指（趾）甲清创、外科切除患甲（暂时地或永久性地）和激光治疗。治疗的成功分为真菌学治愈、完全治愈和临床治愈。真菌学治愈定义为 KOH 镜检和培养均为阴性。完全治愈定义为真菌学治愈，同时甲外观完全恢复正常。临床治愈率为 0 的甲单元受累，临床治疗成功是指 <5% 和 <10% 甲单元受累[11]。

外用药治疗推荐用于轻中度甲真菌病。如果适合外用药治疗，因为其安全性优于口服药物治疗，应优先选用外用药治疗。外用药治疗的挑战在于患者的依从性差（每天用药，持续 1 年）、甲板穿透差和较低的真菌学及完全治愈率。在美国，最常见的 3 种 FDA 批准用于甲真菌病的外用药物为 8% 环吡酮涂剂、10% 艾氟康唑溶液和 5% 他伐硼罗溶液。环吡酮是第一个于 1999 年获批的外用药。艾氟康唑和他伐硼罗分别获批于 2014 年 6 月和 7 月。这两种新的外用药在完全治愈率和真菌学治愈率上优于环吡酮。40% 尿素是另一个外用药选择，用作 FDA 批准的外用药和口服药物治疗的辅助用药，对于甲真菌病的治疗有效[12]。

口服药物治疗比外用药更有效，适用于中重度甲真菌病。其优点有缩短用药疗程，提高患者依从性。口服药物治疗需要考虑可能的药物不良反应、药物相互作用、增加肝毒性风险和由于充血性心衰的禁忌证。特比奈芬和伊曲康唑是 FDA 批准用于治疗甲真菌病的口服药。尽管没有明确的说明，氟康唑也被用于甲真菌病。在开始口服药物治疗前，应当检查肝功能，并于 6~8 周后复查。特比奈芬的起始剂量是 250mg/d，指甲疗程为 6 周，趾甲疗程为 12 周。特比奈芬也可以用冲击治疗，500mg/d，每周 3 天，4 周为一疗程。伊曲康唑起始剂量为 200mg/d，指甲疗程为 6 周，趾甲疗程为 12 周。伊曲康唑也可以冲击治疗，

400mg/d，连续 1 周，停药 3 周，作为一个疗程，指甲需要 2 个疗程，趾甲则需要 3 个疗程。氟康唑起始剂量为 150~300mg，1 次 / 周，指甲疗程为 6~9 个月，趾甲疗程为 9~18 个月。

　　甲清创术和切开也可以作为其他的治疗选择。对迫切需要疗效的患者，甲清创术能够减轻疼痛，改善外观和功能。然而，单一的甲清创术对于清除甲感染效果很差[13]。全甲剥离并不是最好的治疗方案，因为可能导致甲母质破坏、甲床狭窄和将来甲缘向内生长。外用药、口服药和患甲清创术联合治疗证明是有效的。如果这些治疗都失败了，可以考虑永久性甲母质切除术。

　　利用设备治疗甲真菌病是如今研究的领域，包括激光、光动力治疗、非热等离子治疗和紫外线治疗[11, 14]。目前只有短脉冲 Nd：YAG 激光被 FDA 批准用于甲真菌病的治疗。FDA 批准这些激光设备用于甲真菌病只是为了获得暂时的美容改善，其批准标准与药物治疗的标准完全不一样，不具有可比性。激光治疗也用于辅助治疗，改善病情。进一步的研究将促进我们对于治疗的认识。除非有更多可能的证据，否则外用药、口服药和甲清创术仍然是最为标准的治疗方案。

　　患者对于甲真菌病的忧虑是很复杂的。将指（趾）甲恢复到患者认为正常的甲是极具挑战性的。临床医生必须明白甲真菌病不仅仅是对美容的需求，更是一种伴发多种潜在疾病的疾病。甲的临床检查和准确诊断对于有效的治疗是极为重要的。患者对于临床及美容的改善需求往往是很迫切的。今天，临床医生有许多的方案可选择（包括单一治疗和联合治疗），用以成功治疗甲真菌病，改善这些患者的生活质量。

临床精要

1. 详细的病史和体格检查对于甲真菌病的鉴别诊断很重要。
2. 了解甲真菌病的分型，合理地获取甲标本，进行实验室检查，证实甲真菌病的诊断。
3. 合理地应用外用药、口服药和清创术及其联合治疗能最有效地治疗甲真菌病。

参考文献

[1] Vlahovic TC. Onychomycosis: evaluation, treatment options,managing recurrence, and patient outcomes. Clin Podiatr Med Surg. 2016;33（3）:305–318.

[2] Daggett C, Brodell RT, Daniel CR, Jackson J. Onychomycosis in athletes. Am J Clin Dermatol. 2019; Gupta AK, Versteeg SG, Shear NH. Onychomycosis in the 21st century: an update on diagnosis, epidemiology, and treatment. J Cutan Med Surg. 2017;21（6）:525–539.

[3] Joyce A,Gupta AK,Koenig L,Wolcott R,CarvielJ.Fungal diversity and onychomycosis: an analysis of 8816 toenail samples using quantitative PCR and next generation sequencing. J Am Podiatr Med Assoc. 2019;109（1）:57–63.

[4] Freedman JB, Tosti A. Distal subungual onychomycosis. In: Tosti A, Vlahovic TC, Arenas R, editors. Onychomycosis: an illustrated guide to diagnosis and treatment: Springer International; 2017. p. 21–34.

[5] Mlacker S, Tosti A. White superficial onychomycosis. In: Tosti A, Vlahovic TC, Arenas R, editors. Onychomycosis: an illustrated guide to diagnosis and treatment: Springer International; 2017. p. 35–44.

[6] Glinos G, Tosti A. Proximal subungual onychomycosis. In: Tosti A, Vlahovic TC, Arenas R, editors. Onychomycosis: an illustrated guide to diagnosis and treatment: Springer International; 2017. p. 45–55.

[7] Freedman JB, Tosti A. Fungi and the nails. In: Tosti A, Vlahovic TC, Arenas R. editors. Onychomycosis: an illustrated guide to diagnosis and treatment. Springer International; 2017.p. 3–10.

[8] Gupta AK, Mays RR, Versteeg SG, Shear NH, Piguet V. Update on current approaches to diagnosis and treatment of onychomycosis. Expert Rev Anti-Infect Ther. 2018;16（12）:929–938.

[9] Thomas J, Peterson GM, Christenson JK, Kosari S. Antifungal drug use for Onychomycosis. Am J Ther. 2019;26（3）:e388–e396.

[10] Lipner SR, Scher RK. Onychomycosis: topical therapy and devices. In: Rubin AI, Jellinek NJ, editors. Scher and Daniel's nails. Cham: Springer; 2018. p. 173–183.

[11] Dars S, Banwell HA, Matricciani L. The use of urea for the treatment of onychomycosis: a systematic review. J Foot Ankle Res. 2019;12（22）:1–11.

[12] Malay DS, Yi S, Borowsky P, et al. Efficacy of debridement alone versus debridement combined with topical antifungal nail lacquer for the treatment of pedal onychomycosis: a randomized, controlled trial. J Foot Ankle Surg. 2009;48:294–308.

[13] Vella J, Vlahovic TC. Onychomycosis: procedures and laser treatment. In: Tosti A, Vlahovic TC, Arenas R, editors. Onychomycosis: an illustrated guide to diagnosis and treatment: Springer; 2017. p. 191–196.

第十一章
颌面部骨髓炎

Daniel R. Hawkins, Robert A. Strauss

病例 1： 慢性化脓性骨髓炎

一名 67 岁女性患者，有吸烟史，高血压病史，因 6 个月前牙医拔牙后，出现长期的疼痛及反复肿胀，就诊于颌面外科以评估感染情况。患者诉拔牙后曾因持续疼痛再次就医，接受了诊室内清创及短期口服阿莫西林治疗。但接下来的几个月仍有持续疼痛及反复肿胀。之后，患者因拔牙创区骨质外露就诊颌面外科。预约就诊后的数日，患者诉该部位出现脓性分泌物。同时还伴右侧三叉神经下颌支分布范围内的感觉麻木。口外三叉神经检查提示 A~C 级神经检查正常，但有主观感觉异常。患者下颌角周围中度肿胀，但触诊可触及颌骨内侧缘，表明无筋膜间隙感染。口腔内可见原拔牙创区骨质外露、软组织炎症及少量脓性分泌物。患者无发热、寒战及明显的张口受限。全面断层片及 CB CT 显示骨吸收改变影像与骨髓炎诊断相符。

就诊后约 1 周，患者在手术室内进行了清创，截除感染骨质，置入骨重建板，关闭软组织创口。术中取骨组织送检显示骨坏死，部分区域发现有需氧 / 厌氧菌菌群。请骨骼肌肉感染疾病（ID）专家指导患者对慢性化脓性骨髓炎应用抗生素。手术当天留置深静脉置管。

D. R. Hawkins · R. A. Strauss (✉)
Division of Oral and Maxillofacial Surgery,
Virginia Commonwealth University, Richmond, VA, USA
e-mail: robert.strauss@vcuhealth.org

© Springer Nature Switzerland AG 2020
J. Reznicek et al. (eds.), Musculoskeletal Infections,
https://doi.org/10.1007/978-3-030-41150-3_11

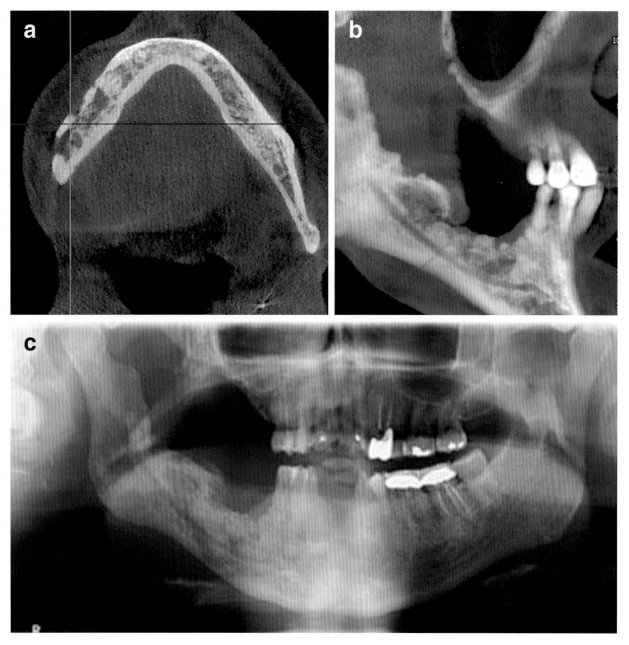

图 11.1　（a）轴位 CT 显示下颌骨明显的溶骨改变。（b）下颌骨矢状面 CT 显示体区溶骨性改变。（c）显示体区上缘骨溶解改变的全景 X 线片

术后 2 天，患者出院，每天家庭护理中静脉注射 1g 厄他培南。感染科继续监测患者全血细胞计数、血沉、C- 反应蛋白及肝功能。该患者术后定期随访，术后 6 周患者疼痛症状消失，无脓性分泌物及下颌骨外露。之后，患者遵医嘱口服阿莫西林 2 周，至今未出现复发。颌面外科随访，待后期给予二期骨移植修复重建，如髂前上嵴骨瓣。

病例 2：类似骨髓炎的继发感染性慢性骨折

一名 38 岁女性患者，患有慢性丙型肝炎及滥用多种毒品和支气管炎病史。主诉"口内瘘管，左面部肿痛及多颗牙齿松动"去急诊科就诊。就诊时体温 35.8℃，生命体征平稳，无白细胞升高。口外检查示左侧颌下区瘘管，左侧颌下区肿痛，左侧下颌神经感觉麻木。口内检查示前牙牙槽骨外露区域有脓性分泌物，多个牙齿松动，左侧下颌骨前部异常动度。给予曲面断层片及颈部增强 / 非增强 CT 平扫检查，提示左侧下颌骨颏旁病理性骨折，邻近骨质改变，非常类似典型的骨髓炎影像（图 11.2）。此外，她还有多颗深龋和严重牙周病的牙齿。患者提及大约 3 周前被袭击，但并未前往医院就诊。急诊科医生在局麻下用 26 号钢丝结扎骨折线旁多颗牙齿，在中线处穿龈结扎，固定两侧骨折块减少动度。随后，患者被送至内科接受治疗以控制和戒断毒瘾症状，同时每 6h 静脉注射 3.375g 哌拉西林钠 1 次。入院后 2 天，患者在手术室行口外入路左侧下颌旁正中联合切开复位坚强内固定术，上下颌间闭合复位固定术，左侧下颌瘘口切除术，并拔除 3 颗广泛龋损的牙齿（图 11.3a，b）。术中骨组织活检显示骨坏死伴随急性炎症浸润。术中采样细菌培养提示呼吸道需氧菌混合感染。患者术后当天晚间恢复良好出院，嘱口服阿莫西林 2 周。尽管骨折断端骨髓确有活动感染，但必须注意的是颌面外科小组并没有将其诊断为骨髓炎，因为除了骨折位点邻近

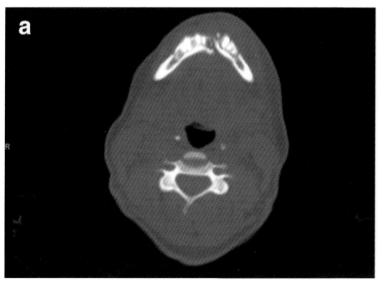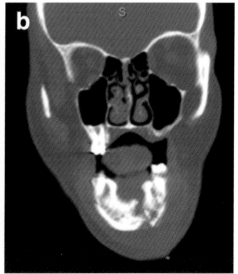

图 11.2 （a）轴位 CT 显示下颌骨骨折及邻近溶骨性改变。（b）冠状面 CT 显示下颌骨骨折及邻近骨溶解改变

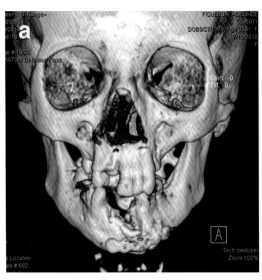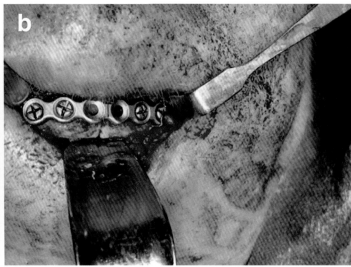

图 11.3　（a）坏死性骨清创及骨折 ORIF 术后三维重建 CT（b）清创和 ORIF 术后的下颌骨术中观察

部位，并没有骨质破坏或感染进展。因此，该患者没有必要行静脉注射抗生素。

　　患者之后在颌面外科小组复诊，但在术后 1 周复诊前，患者自行剪断了口内钢丝，解除了颌间结扎。尽管她并没有遵医嘱颌间固定，但还是遵医嘱软食饮食。术后 1 个月，患者再次于颌面外科复查时，诉左侧下颌轻微不适，但没有出现口内瘘口。医生嘱继续口服 2 周阿莫西林（总计 4 周），2 个月后复查没有感染、瘘口、钛板折断症状。

讨论

　　颌面部骨髓炎与牙槽骨化脓或牙槽骨炎症不同，区别在于感染是否累及原发灶邻近区域的骨髓及有无持续溶骨破坏现象 [1]。——这种差别非常重要。从定义上看，任何牙源性感染，如"根尖周炎"（一种牙齿根方的感染，可见牙齿下方骨质透射吸收影像），都已经在颌骨骨髓范围内。这种情况每天都会出现数千例。类似的，仅仅是口腔骨质暴露也不是骨髓炎。每一个拔牙窝都会有 1 周以上的骨质暴露，基本都会自愈而不需要干预。与传染病学科普遍存在的误解相反，这些常见的上下颌骨感染和骨质暴露并不是骨髓炎。这与长骨感染截然不同，后者呈现出完全不同的血管影像。只有当感染进展造成上下颌骨邻近骨髓部位溶骨破坏，才能将其定义为骨髓炎，如图 11.1a~c 所示。

在面部骨骼中，下颌骨较容易发生骨髓炎，主要是因为较上颌骨而言血供较差且密度更高。形成骨髓炎过程中，全身因素（如免疫受损状态、各类化疗、抗凝治疗、抗新生血管治疗、双膦酸盐等）和放射治疗都起到重要作用[1]。在本文中，与药物有关的颌骨骨坏死（MRONJ）或骨放射性坏死（ORN）合并感染的情况将不作讨论，因为它们是继发性的骨感染，而不是原发性的[2, 3]。这些病例中的骨吸收破坏是因为颌骨骨坏死或骨放射性坏死，之后继发感染，并不代表真正的骨髓炎。在这些情况下，即使没有长期应用抗生素，感染通常也会通过治疗潜在的骨病得到控制。发生在下颌骨的真正骨髓炎是大多数牙源性的，例如在拔牙后（如第一例）或在牙医的根管治疗后[1]。然而，下颌骨的骨髓炎也可能是由于骨折未能恰当复位和固定而引起的[2]。此外，许多患者还表现严重龋齿，由于带有细菌而导致感染。骨折错位未治疗将导致来自骨膜和髓内系统的供血不足。这可能导致中性粒细胞增多，致髓内压增加，最终导致骨周围血管充血，并发展为骨髓炎[2]。然而，正如在第二个病例中所见，并非所有骨折错位未治疗继发的感染都被认为是骨髓炎。它们还必须表现出广泛的溶骨性改变，超出了最初感染的范围（该病例中指骨折部位）。

分类和临床表现

骨髓炎有多种分类方法，但最为广泛接受的是将其分为急性和慢性。其中慢性骨髓炎是指持续至少1个月以上的[2]。急性表现为：连片病灶、进行性及出血性。慢性可分为复发多病灶性、Garre骨髓炎、化脓性、非化脓性和硬化性骨髓炎[2, 3]。要注意急性与慢性、化脓性与非化脓性分类的主要区别。化脓性骨髓炎是一种髓质骨的感染化脓，与硬化性骨髓炎相反，硬化性骨髓炎导致骨内小梁网增厚而不产生化脓[4]。许多急性化脓性骨髓炎患者会出现发热、白细胞增多、张口受限，以及因下牙槽神经受压而产生的感觉麻木[5]。慢性化脓性骨髓炎患者更多见黏膜、皮肤瘘口。然而，区别慢性和急性病症的分类是一般性的，有时会有很大变异。在上述的病例中，出现了黏膜、皮肤瘘口的患者并不是真正的骨髓炎，而慢性化脓性骨髓炎患者却没有出现黏膜、皮肤瘘口[4]。慢性硬化性骨髓炎的特点是产生剧烈疼痛，可加剧或减轻，但一定程度的持续性疼痛将始终存在。也可能有下颌骨增生，甚至伴软组织水肿，但不会产生脓肿。Garre骨髓炎，也称为骨髓炎伴增生性骨膜炎或骨化性骨膜炎，是慢性骨髓炎的一个变种，表现为新生的皮质旁骨形成。儿童常见，因为他们有更好的血供和强大的骨再生能力。与 Garre 骨髓炎相关的骨增生通常是坚硬的，压痛不明显，也不伴有化脓。

影像学检查

急性骨髓炎极早期影像学表现不明显[7]。常规行曲面断层片检查，接着拍摄增强 / 非增强 CT 用以评估继发的相关软组织感染。影像上可呈现一个或多个小骨块从上下颌骨分离，即死骨。若骨髓炎进一步发展，侵及下颌骨内侧壁，则有可能出现病理性骨折。

在慢性硬化性骨髓炎中，影像学上的硬化性质可能在外观上与各种纤维骨病变相似，应纳入鉴别诊断（如牙骨质骨发育不良、纤维发育不良等）。影像学上，Garre 骨髓炎可出现尤文肉瘤经典的"洋葱皮"样表现，需要考虑患者年龄段[6]。

外科处理及抗生素使用

处理不同类别的骨髓炎有细微差别，但采用合适的抗感染治疗结合外科处理的总原则是相似的[1]。如果可能，在开始抗感染治疗前，相比棉签拭子，最好是取含有更多细菌量的骨组织送细菌培养。不幸的是，通常口腔厌氧菌群很难采集，很难得到有用的结果。当考虑为慢性、难治性或严重急性骨髓炎时，一般给予 6 周的静脉注射抗生素[9~11]。但如果是早期或低度慢性骨髓炎，部分病例密切临床观察下只需要短期的静脉注射抗生素，接着口服 4~8 周抗生素即可[10]。ESR 和 CRP 作为非特异性感染标志，可有效用于观察病情进展、调整抗生素使用。很多微生物对青霉素有耐药性，如普雷沃菌、卟啉单胞菌、葡萄球菌和梭杆菌等。因此 β – 内酰胺类抗生素抗菌谱比较理想[9]。静脉注射抗生素包括但不限于氨苄西林 / 舒巴坦、哌拉西林 / 他唑巴坦、美罗培南或厄他培南。选择这些特殊的抗生素，是因为它们除了对革兰阳性和革兰阴性需氧和厌氧菌具有杀菌活性外，还对多种 β – 内酰胺酶具有抗性作用[9]。在病例 1 中患者在静脉注射厄他培南约 6 周后症状有所改善，证实该治疗方案有效。这与病例 2 形成对比，病例 2 没有显示出真正的骨髓炎指征，遵医嘱口服 4 周阿莫西林，也有不错的疗效。以往人们认为金黄色葡萄球菌和表皮葡萄球菌是上下颌骨骨髓炎的主要致病菌，但近年来随着鉴定方法的改进，其致病比重有所下降。目前，

β - 溶血性链球菌和厌氧菌，如上面的病例，是造成颌骨骨髓炎的主要原因[11]。慢性硬化性骨髓炎通常是由多种放线菌与腐蚀性艾肯菌共生引起，首选青霉素类抗生素[12]。手术治疗的前提是清除死骨，直至骨面出血。理想情况下，一期紧密缝合关闭创口，使骨膜紧贴骨组织，以进一步增加血供。首先选择保守的清创治疗。如果发生广泛的骨髓炎或病理性骨折，治疗可能最终需要切除病变区域并用重建板固定[11]。后期，可行血管化/非血管化骨瓣移植手术二期重建。研究表明，二期骨移植重建手术必须等数月，当骨髓炎完全治愈后进行。Garre 骨髓炎治疗方法与经典的清创干预不同。在这种情况下，采用清除感染灶（如拔牙或根管治疗死髓牙），7~10 天经验性抗感染治疗是可以治愈的[6]。高压氧（HBO）治疗可以增加下颌骨血运，也是一种可行的补充治疗方法。HBO 已被证明有助于某些病例骨髓炎治疗，特别是在复发性疾病中，但不能保证改善的结果，而且可能并非所有病例都需要[11]。不幸的是，因为经济或地域原因，不是所有患者都能采用高压氧治疗。

参考文献

[1] Topazian RG. Osteomyelitis of the jaws. In: Topazian G, Goldberg H, Hupp JR, editors. Oral and maxillofacial infections. 4th ed.Philadelphia: W.B. Saunders; 2002.

[2] Hudson JW. Osteomyelitis and osteoradionecrosis. In: Fonseca RJ, editor. Oral and maxillofacial surgery, vol. 5. Philadelphia: WB Saunders; 2000.

[3] Ruggiero SL, et al. Medical related osteonecrosis of the Jaw-2014 update. AAOMS Position Paper. 1–19, 2014.

[4] Marx RE.Chronic osteomyelitis of the jaws. Oral Maxillofac Surg Clin North Am. 1991;3:367–381.

[5] Adekeye EO, Cornah J. Osteomyelitis of the jaws: a review of 141 cases. Br J Oral Maxillofac Surg. 1985;23:24–35.

[6] Marx RE, Stern D. Oral and maxillofacial pathology: a rationale for diagnosis and treatment, vol. 58. 2nd ed. Hanover Park; 2012.

[7] Mercuri LG. Acute osteomyelitis. Oral Maxillofac Surg Clin North Am. 1991;3:35–55.

[8] Schuknecht B, et al. Mandibular osteomyelitis: evaluation and staging in 18 patients using magnetic resonance imaging, computed tomography and conventional radiographs. J Craniomaxillofac Surg. 1997;25（26）

[9] Peterson LJ.Microbiology of head and neck infections. Oral Maxillofac Surg Clin North Am. 1991;3:247.

[10] Spellburg B, Lipsky BA. Systemic antibiotic therapy for chronic osteomyelitis in adults. Clin Infect Dis. 2012;54（3）:393–407.

[11] Marx RE, et al. Isolation of Actinomyces species and Eikenella corrodens from patients with diffuse sclerosing osteomyelitis. J Oral Maxillofac Surg. 1994;52:26–33.

[12] Benson PD, et al. The use of immediate bone grafting in recon-struction of clinically infected mandibular fractures: bone graftsin the presence of pus. J Oral Maxillofac Surg. 2006;64:122–126.

第十二章
手部屈肌腱鞘炎

Sandra B. Nelson, Alison C. Castle

一名 40 岁男性焊工，有 20 年吸烟史和高血压病史，因右手拇指剧烈疼痛和肿胀到急诊科就诊。患者主诉两天前在工作时被一枚弹片刺穿了他的拇指。患者当时自己取出弹片并且用肥皂和水冲洗创面，并局部涂抹了抗生素药膏。尽管使用了这些措施，但是手指肿胀加剧，出现红斑和疼痛。第二天整个拇指肿胀明显。他否认出现发热和寒战，没有服用任何药物，否认有药物过敏史。

查体

体温 37.6℃，心率 90 次 /min，呼吸 16 次 /min，血压 150/92mmHg，有甲状腺肿。四肢：右手第一指呈弥漫性对称性肿胀伴有红斑。休息时拇指略微弯曲。拇指被动的活动和轻微触诊整个拇指出现疼痛。在近节指骨上发现刺穿伤口有很少的非化脓性的渗出液。

S. B. Nelson (✉)
Department of Medicine, Division of Infectious Diseases,
Massachusetts General Hospital, Boston, MA, USA
Harvard Medical School, Boston, MA, USA
e-mail: sbnelson@mgh.harvard.edu

A. C. Castle
Department of Medicine, Massachusetts General Hospital,
Boston, MA, USA
e-mail: accastle@partners.org

© Springer Nature Switzerland AG 2020
J. Reznicek et al. (eds.), Musculoskeletal Infections,
https://doi.org/10.1007/978-3-030-41150-3_12

实验室检查

白细胞 16800/μL，中性粒细胞 89%，1.2% 杆状核中性粒细胞，淋巴细胞 8%。血沉 46mm/h，C- 反应蛋白 25mg/L，伤口培养结果未出，革兰染色显示革兰阳性球菌。

X 线片见图 12.1，第四指的 MRI（图 12.2）

问题：你的诊断是什么？

诊断为化脓性屈肌腱鞘炎

化脓性屈肌腱腱鞘炎是一种发生在手和腕部两个腱鞘之间的细菌感染。屈肌腱鞘是由

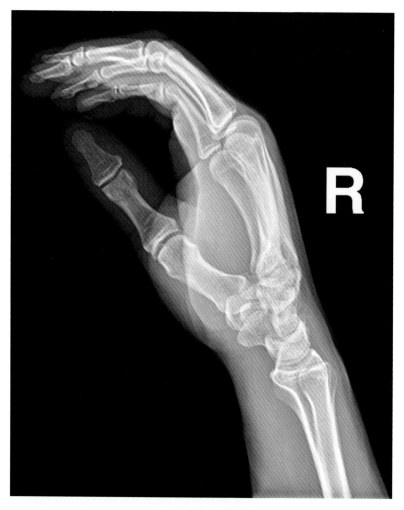

图 12.1 手的 X 线片（侧位）显示没有异物存在。同时需要注意掌侧软组织肿胀和腕部脂肪平面的消失

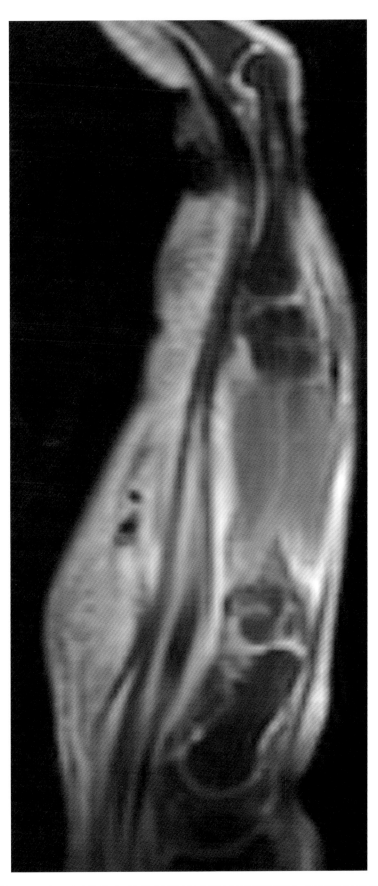

图12.2 矢状位MRI（T1压脂像）信号增强显示拇长屈肌腱鞘内有积液以及周围软组织水肿

内部的脏层和外部壁层组成，它们在手指的近远端形成一个密闭的腔室。当炎性细胞和积液填充在这个潜在空间时，导致了腱鞘炎的临床主要特征。值得注意的是，手部背侧的伸肌腱鞘炎，他的症状比屈肌腱鞘炎轻。因为伸肌腱鞘不被支持系统固定，因此伸肌滑膜炎很难与蜂窝织炎区分。

微生物可通过穿刺伤口进入腱鞘内，或继发于邻近软组织感染播散或者极少数情况通过血源性播散。血源性感染的特征是弥散在伸肌腱的淋病奈瑟菌。许多微生物可以引起感染性腱鞘炎，最常见的是葡萄球菌和链球菌。根据暴露的性质，微生物如多杀性巴氏杆菌（咬伤创面），申克氏孢子丝菌（玫瑰花刺穿），其他霉菌（周围环境），海洋分支杆菌（暴露在海水和鱼缸）都可能存在。一种细菌感染很常见，在咬伤的环境下也可能发生多种细菌感染。

屈肌腱鞘炎的临床表现最早是由 Allen Kanave 在 1912 年描述的。4 个 Kanavel 征是手指在被动伸直时剧烈疼痛，受累手指对称性和梭状膨大，休息时手指维持在屈曲位，沿着屈肌腱鞘走行部位有疼痛[1]。在穿刺物拔出后出现这些症状，应考虑屈肌腱鞘炎。屈肌腱鞘炎可以根据术前表现进行分期，大多数患者处于 I 期和 II 期，包括伴有或不伴有皮下脓性特征的 Kanavel 征的炎性腱鞘（表 12.1）。III 期患者手指局部缺血，由于脓性坏死和腱鞘破坏愈合不佳[2, 3]。

表 12.1 急性屈肌腱鞘炎的进展

阶段	临床特征	治疗
I	渗出液引起腱鞘肿胀	冲洗和引流
II	化脓性液引起肿胀，侵入皮下组织区域	可能需要部分或完全行腱鞘切除术
III	肌腱受累引起化脓性坏死	腱鞘和坏死组织清创术 可能需要截肢

吸烟者更可能出现晚期症状并在干预后伤口延迟愈合[4]。免疫抑制剂患者如糖尿病、HIV 感染、恶性肿瘤或者长期服用皮质类固醇治疗的患者更可能有多种细菌存在并且组织生长缓慢[4]。

通过临床表现进行诊断，然而影像学检查如 X 线片和 MRI 也会提供临床证据并且有助于评估异物的存在，并帮助医生了解需要手术清创的范围。腱鞘炎的鉴别诊断包括疱疹性瘭疽，化脓性关节炎，结晶性关节炎，甲沟炎，化脓性指头炎，蜂窝织炎和其他手部深部感染，如"马蹄脓肿"。与屈肌腱鞘炎的弥漫性对称肿胀不同，甲沟炎和化脓性指头炎的一个显著特征是可触及的波动或紧张的局部肿胀。

微生物学可以帮助诊断，可以培养化脓性引流液的细菌性病原体。如果没有引流液去培养，通常可以在手术清创时获得合适的标本。在亚急性和慢性感染，诊断可能不那么明显、也不需要急诊手术。在这些情况下，可以考虑经皮取屈肌腱鞘和/或液体的样本进行取样以便于诊断。亚急性发作时，特别是在适当的流行病学中除细菌培养外还应进行真菌和分枝杆菌的培养。

急性细菌性屈肌腱鞘炎的治疗金标准是包括立即开始静脉滴注抗生素和紧急的手术清创。最初的广谱抗生素应针对常见病原体，典型的治疗方案应该包括万古霉素和第三代头孢菌素。一旦确定了一种或多种微生物并知道了其敏感性，就会对治疗方案进行调整。一旦临床怀疑存在，应立即进行手术会诊以加快受损手指和/或手的引流和清创。肢体使用夹板抬高，限制活动和使用抗菌药物治疗。Ⅰ期感染可以通过屈肌腱鞘的冲洗控制感染；然而Ⅱ期和Ⅲ期需要进行肌腱清创术。屈肌腱鞘炎的长期并发症包括手指僵硬、肌腱腱鞘粘连、肌腱坏死、截肢[3]。尽管很少见，但已有研究证明单独使用静脉滴注抗生素和密切的临床监测可以成功治疗急性化脓性屈肌腱鞘炎但它的疗效需要更进一步广泛的前瞻性研究评估[5]。

这例患者接受了广谱抗生素治疗，并立即进行了外科手术清创。在术中发现屈肌腱鞘内有脓液，但是没有关节囊扩散和软组织脓肿形成。术前和术中的培养是对甲氧西林敏感的金黄色葡萄球菌，它的抗生素降级为头孢氨苄。经过感染的治疗，他最终恢复了正常的手指功能。

临床精要

1. 化脓性屈肌腱鞘炎是发生在手指顶骨和内侧屈肌腱鞘之间的一种感染。严重时可能导致长期发病率。

2. 典型的 Kanavel 征 4 个表现包括手指被动伸直疼痛、对称或梭形肿胀、休息时手指弯曲，以及沿着腱鞘的触痛。X 线片和 MRI 有助于排除骨侵犯和异物。

3. 经验性的治疗包括广谱抗生素的药物，一旦培养出微生物，就可针对性使用抗生素。

临床医生应该注意可能导致异常微生物的暴露。

4. 早期手术冲洗和 / 或清创被认为是功能恢复的必要条件。

参考文献

[1] Kanavel AB.The symptoms, signs, and diagnosis of tenosynovitis and fascial-space abscesses. In: Infections of the hand. 1st ed. Philadelphia: Lea & Febiger; 1912. p.201–226.

[2] Pang HN, Teoh LC, Yam AK, et al. Factors affecting the prognosis of pyogenic flexor tenosynovitis. J Bone Joint Surg Am. 2007;89（8）:1742–1748.

[3] Giladi AM, Malay S, Chung KC.Management of acute pyogenic flexor tenosynovitis: literature review and current trends. J Hand Surg Eur. 2015;40（7）:720–728.

[4] Mamane W, Lippmann S, Israel D, et al. Infectious flexor hand tenosynovitis: state of knowledge. A study of 120 cases. J Orthop. 2018;15（2）:701–706.

[5] Rutenberg TF, Velkes S, Sidon E, Paz L, Peylan J, Shemesh S, Iordache SD.Conservative treatment for pyogenic flexor tenosynovitis: a single institution experience. J Plast Surg Hand Surg. 2019:1.

第十三章
急性甲沟炎和急性化脓性指头炎

Glenn E. Lee, Jonathan Isaacs

病例 1：急性甲沟炎

一名 26 岁女性，因左手无名指非优势侧的肿胀、疼痛加重 4 天急诊。她否认外伤或咬指甲。经检查，左手无名指尺侧和掌侧的指甲上皮有红斑、波动感和疼痛（图 13.1）。

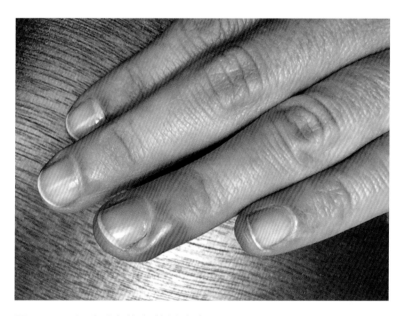

图 13.1 左手无名指急性甲沟炎

G. E. Lee · J. Isaacs (✉)
Department of Orthopaedic Surgery,
Virginia Commonwealth University, Richmond, VA, USA
e-mail: jonathan.isaacs@vcuhealth.org

© Springer Nature Switzerland AG 2020
J. Reznicek et al. (eds.), Musculoskeletal Infections,
https://doi.org/10.1007/978-3-030-41150-3_13

没有明显的渗出。她的手指掌侧指腹或屈肌腱鞘没有压痛。她的远端指间关节和近端指间关节有完全疼痛和无疼痛的活动范围。X 线片提示背侧的软组织肿胀。

病例 2：急性化脓性指头炎

一名 59 岁男性，有 2 型糖尿病病史，在 6 天内出现逐渐加重的波动性疼痛及左手食指非优势侧肿胀。其主诉在一周前从疼痛区域取出一个碎片。经检查，患者的手指有明显的压痛。有一波动区域，可见皮下明显的化脓和周围红斑。它不会超过远侧指间关节弯曲的位置。屈肌腱鞘无压痛，远侧指间关节活动范围也无压痛。X 线片提示软组织肿胀，但没有异物和骨髓炎征象。

讨论

评估

急性甲沟炎是甲襞的软组织感染的临床诊断。它最初表现为触痛、肿胀和 / 或甲旁红斑常发展为脓肿形成（图 13.2~ 图 13.4）。脓肿可能在甲板下面，对手指的生发基质损害导致化脓性指头炎。急性甲沟炎的风险因素包括轻微的外伤、咬甲癖、手指头的倒拉刺、修指甲[1]。

急性化脓性指头炎是软组织感染和手指的掌垫感染的一种临床诊断。患者的典型表现为进行性加重的波动性疼痛、触痛和肿胀。化脓性指头炎是穿透性外伤导致的[1]。糖尿病患者用手指监测血糖也会发展为化脓性指头炎。手指腹的解剖特点也是独特的，它是由网间隔组成的。这些隔膜连接表皮和远端指骨的骨膜，为了在捏和抓的过程中稳定软组织。由于这些隔膜的不扩张性，脓肿增多所带来的压力增加和相关软组织炎症可导致微血管损伤，并导致组织坏死（图 13.5）。此外，压力可以引起骨膜坏死和远节指骨骨髓炎[2]。

当评估患者有指尖感染时，应评估手指掌侧和背侧近端是否有红斑、触痛和肿胀，以免遗漏同时存在的感染如化脓性屈肌腱鞘炎和化脓性关节炎。实验室检查是非必要的除

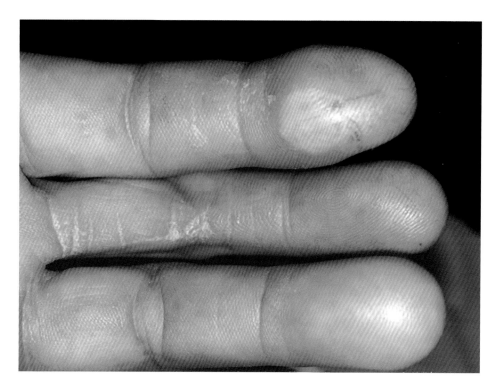

图 13.2 左手食指急性化脓性指头炎

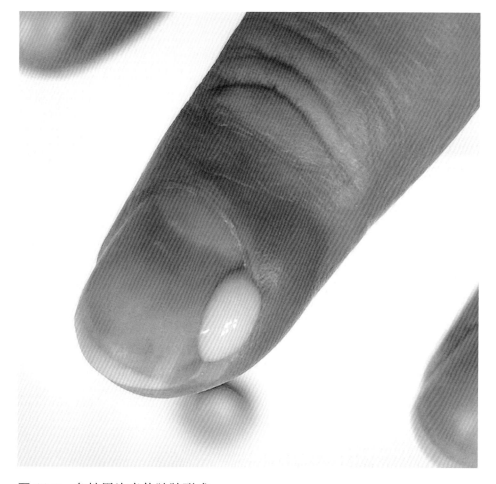

图 13.3 急性甲沟炎伴脓肿形成

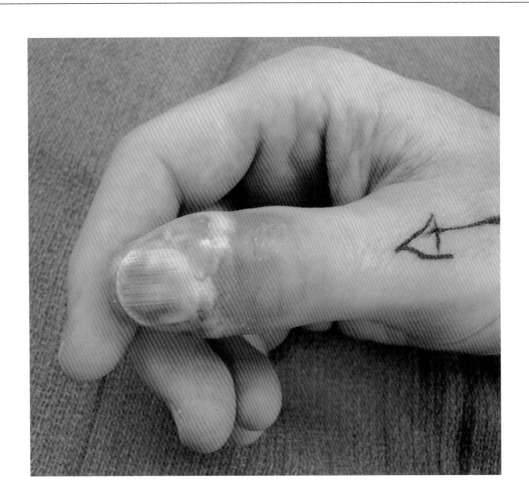

图 13.4　急性甲沟炎伴脓肿形成

非患者有全身疾病的症状和体征。影像学检查是有帮助的，特别是在亚急性病例排除骨髓炎时。

治疗

　　脓肿形成前的早期急性甲沟炎和化脓性指头炎可口服抗葡萄球菌抗生素保守治疗 [3~5]。文献中经常提到热水浸泡但是没有高水平的证据支持其功效 [4]。患者通常在脓肿形成后需要进行冲洗和清创（I&D）。可以在门诊和急诊室进行手术操作。没有研究对比冲洗和清创术的治疗效果的不同。所以我们提供了我们首选的减压方法。

　　在甲沟炎和化脓性指头炎，感染的手指采用利多卡因阻滞麻醉。止血带应置于手指的根部，提供一个相对无血的区域。做好术前准备并将患指放在无菌敷料上。

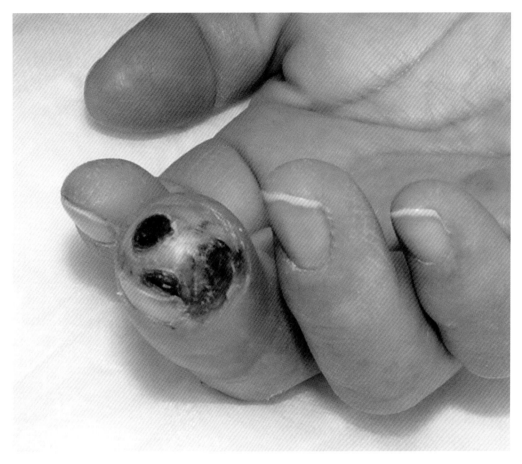

图 13.5　急性化脓性指头炎有微血管的损害和组织坏死

对于甲沟炎，从指甲上皮和指甲间隙连接处向近端延伸，做纵向切口（图 13.6）。使用小的止血钳或者解剖剪刀去切开甲襞脓肿进行减压。如果脓肿位于指甲板下面，就应该部分或者完整切除指甲板。如果担心有化脓性指头炎，应该沿远节指骨钝性分离进入指腹。如下文进一步描述的，应通过锐性切开指腹打开网格。

化脓性指头炎有许多不同的技术治疗如冲洗和清创。我们首选的入路是从指腹的指间关节远节屈侧的纵向切口（图 13.7）。为了避免医源性神经、血管损伤，手术切口应该位于甲襞外侧。我们建议拇指和小指呈放射状放置，其他 3 个手指向尺侧放置。这样就避免了在切开区域出现瘢痕引起疼痛[3]。为了充分地减压指腹内的许多微脓肿，必须将隔膜全切开或释放。应避免切开屈肌腱鞘。远节指骨掌侧皮质层的软化是评估骨髓炎的指标。骨髓炎可能需要更广泛的清创甚至截肢来充分的治疗感染。

清创过程中应取创面分泌物进行培养，以指导抗生素治疗。引起甲沟炎最常见的细

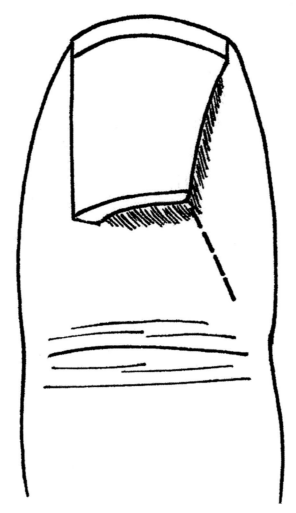

图 13.6　急性甲沟炎的减压，通过指甲上皮和甲周表皮之间做一向近端延长的纵向切口

菌是金黄色葡萄球菌、化脓性链球菌，绿脓假单胞杆菌和变形杆菌[1, 4]。培养出多种微生物是常见的[6]。化脓性指头炎最常见的是金黄色葡萄球菌引起的[1, 3, 5]。在临床上，头孢氨苄和阿莫西林克拉维酸是治疗这些感染的一线药物。然而由社区获得性耐甲氧西林金黄色葡萄球菌的手部感染的发生率正在逐年上升（CA-MRSA）[7~10]。Imahara 等对 10 年间的手部感染进行了单中心回顾性研究。与非耐甲氧西林金黄色葡萄球菌感染相比，社区获得性耐甲氧西林金黄色葡萄球菌手部感染率每年上升了 41%[11]。Pierrart 和 Rabarin 等前瞻性病例研究表明，术后不使用抗生素即可消除所有指间感染。然后在 Pierrart 的研究只有 2 名患者，而 Rabarin 的研究没有培养出甲氧西林金黄色葡萄球菌是阳性的。因此应该考虑耐甲氧西林金黄色葡萄球菌是部分存在的，避免初始抗生素

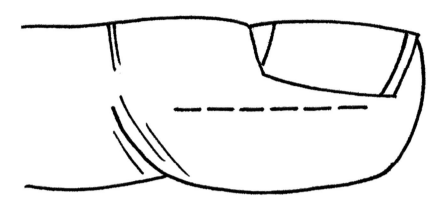

图 13.7　急性化脓性指头炎的减压，从最远端指腹的侧面向远节指间关节弯曲的地方做一个纵向切口

使用不当 [12, 13]。如果当地发病率超过 10%，美国疾控中心目前推荐经验性的甲氧西林金黄色葡萄球菌治疗 [7]。社区获得性耐甲氧西林金黄色葡萄球菌感染的危险因素包括静脉用药、免疫力抑制（糖尿病，艾滋病）、监禁和既往耐甲氧西林金黄色葡萄球菌感染 [11, 14]。然而，即使在无感染因素的患者中社区获得性耐甲氧西林金黄色葡萄球菌手部感染发生趋势有所增加 [10]。磺胺甲唑可以单独的用于治疗社区获得性耐甲氧西林金黄色葡萄球菌。克林霉素和环丙沙星可以治疗单独的社区获得性耐甲氧西林金黄色葡萄球菌引起的感染，但是高达 50% 的感染出现耐药性 [1, 7]。

对于由口腔细菌感染引起的化脓性指头炎应特别考虑抗生素治疗方案。从人类口腔菌群中引起感染的细菌中分离出最常见的细菌是金黄色葡萄球菌，β-溶血性链球菌和埃肯菌。和人的咬伤感染一样，阿莫西林克拉维酸钾和克林霉素是经常经验性治疗咬甲癖引起的甲沟炎的方案。如果患者对青霉素过敏，替代药物包括多西环素，磺胺甲唑或者克林霉素加上氟喹诺酮 [1, 3, 14]。

在所有病例，应该依据细菌培养使用特异性的抗生素治疗。对于简单的病例门诊治疗是成功的。然而，对于重症和难治性病例以及有全身症状的需要住院静脉滴注抗生素是必要的 [7]。

在冲洗和清创的文献中经常建议行"湿–干"纱布包扎（通过将湿润的大网眼纱布放置在伤口内，并让其自行干燥形成），但是没有高水平的证据支持及使用效果 [4]。然后我们还是定期指导患者每隔几天更换脓肿的填充物为了促进脓肿的持续引流，因为除了患者不舒服外，没有其他的风险。我们看到不遵循这个方案的患者发生反复感染。一些作者建议在冲洗和清创后使用碘液，但是Tosti等进行了一项随机试验在治疗急性手部感染时使用，碘液并不能比单独使用有更好的结果[15]。有些医生使用漩浴疗法，但同样这种辅助治疗缺乏高质量的证据去证明它可以成功的移除碎片或者减少细菌的密度[16]。漩浴疗法治疗还预示着由于肉芽组织的破坏和阻碍表皮细胞的分化而导致伤口延迟愈合的潜在风险[17]。此外，漩浴疗法导致伤口浸渍，有报道称污染的水疗设备可能导致铜绿假单胞菌感染。

应该密切的随访病症症状的改善和创面愈合。如果患者4~5天后仍未有好转，可能需要再次清创和静脉滴注抗生素。患有其他疾病的患者可能需要长时间康复。手术瘢痕愈合的过敏反应需要持续数月甚至更长。甲沟炎后由于感染和医源性损伤甲床基质导致甲板畸形[18]。即使成功地治疗化脓性指头炎后也会永久出现指腹萎缩。由于隔膜破裂引起的指腹不稳定是不常见的，但可能需要一年的时间来解决[2]。血管神经结构的风险是术中不合理的手术切口和过多地剥离组织导致的。

鉴别诊断

在指尖感染的鉴别诊断中应该考虑慢性甲沟炎和疱疹性瘭疽。慢性甲沟炎不同于急性甲沟炎形成过程，它不仅仅是长期存在的。它是由于过度地暴露在潮湿环境中引起的，在洗碗工、调酒师，游泳者和医疗从业人员中出现。不间断发作的甲旁炎症和渗出导致甲襞和甲板分离，从而导致感染。致病病原体包括细菌、非典型分支杆菌、真菌[1, 14]。治疗常常具有挑战性，不在本章论述。疱疹性瘭疽是由单纯性疱疹病毒引起的指尖感染。它的特征是充满透明液体的疼痛囊泡。患者可能有前期病毒感染症状。临床上通过细胞学图片和病毒培养来诊断。病变通常在3周内自行愈合。需要经过聚结、渗出、溃疡和消退的过程。不必要的疱疹性疽的清创可能导致细菌的双重感染。病毒消毒后进入潜伏期，复发率为20%[1, 3, 14]。

随访

病例1和病例2的两名患者均进行了床旁冲洗和清创术。医生经验性的给他们开了磺胺甲唑、甲氧苄啶口服。两处伤口愈合。

临床精要

1. 在脓肿形成前的甲沟炎和化脓性指头炎可以单独使用抗生素治疗。

2. 冲洗和清创术是治疗指尖脓肿的主要方法。

3. 手部感染社区获得性耐甲氧西林金黄色葡萄球菌发生率增加，在选择抗生素治疗时应该考虑耐甲氧西林金黄色葡萄球菌在当地的流行情况。

4. 咬甲癣引起的甲沟炎应该使用抗生素治疗口腔细菌。

5. 湿干纱布填塞可以减少脓肿的形成。

参考文献

[1] Osterman M,Draeger R,Stern P.Acute hand infections.J Hand Surg Am. 2014;39:1628–1635.

[2] Stevanovic MV, Sharpe F.Acute felon. In: Wolfe SW, Hotchkiss RN, Pederson WC, Kozin SHH, Cohen MS, editors. Green's operative hand surgery. Philadelphia: Elsevier; 7th ed; 2016. p.25–28.

[3] McDonald LS, Bavaro MF, Hofmeister EP, Kroonen LT.Hand infections. J Hand Surg Am. 2011;36:1403–1412.

[4] Ritting AW, O'Malley MP, Rodner CM.Acute paronychia. J Hand Surg Am. 2012;37A:1068–1070.

[5] Tannan SC, Deal DN.Diagnosis and management of the acute felon: evidence-based review. J Hand Surg Am. 2012;37A:2603–2604.

[6] Fowler JR, Ilyas AM.Epidemiology of adult acute hand infections at an urban medical center. J Hand Surg Am. 2013;38A:1189–1193.

[7] Tosti R, Ilyas AM.Empiric antibiotics for acute infections of the hand. J Hand Surg Am. 2010;35A:125–128.

[8] Kiran RV, McCampbell B, Angeles AP, Montilla RD, Medina C, Mitra A, Gaughn J, Spears J, Mitra A.Increased prevalence of community-acquired methicillin-resistant Staphylococcus aureus in hand infections at an urban medical center. Plast Reconstr Surg. 2006;118:161–166.

[9] Bach HG,Steffin B,Chhadia AM,Kovachevich R,Gonzalez MH.Community-associated methicillin-resistant Staphylococcus aureus hand infections in an urban setting. J Hand Surg Am. 2007;32A:380–383.

[10] LeBlanc DM, Reece EM, Horton JB, Janis JE.Increasing incidence of methicillin-resistant Staphylococcus aureus in hand infections: a 3-year county hospital experience. Plast Reconstr Surg. 2007;119:935–940.

[11] Imahara SD, Friedrich JB.Community-acquired methicillinresistant Staphylococcus aureus in surgically treated hand infections. J Hand Surg Am. 2010;35A:97–103.

[12] Downs DJ, Wongworawat MD, Gregorius SF.Timeliness of appropriate antibiotics in hand infections. Clin Orthop Relat Res. 2007;461:17–19.

[13] O'Malley M, Fowler J, Ilyas AM.Community-acquired methicillin-resistant Staphylococcus aureus infections of the hand: prevalence and timeliness of treatment. J Hand Surg Am. 2009;34A:504–508.

[14] Franko OI, Abrams RA.Hand infections. Orthop Clin North Am. 2013;44:625–634.

[15] Tosti R, Iorio J, Fowler JR, Gaughan J, Thoder JJ, Schaffer AA.Povidone-iodine soaks for hand abscesses: a prospective randomized trial. J Hand Surg Am. 2014;39:963–965.

[16] Tao H, Butler JP, Luttrell T.The role of whirlpool in wound care. J Am Coll Clin Wound Spec. 2012;4:7–12.

第十四章
儿童的化脓性髋关节炎

Joanna J. Horstmann

病例

一名 10 岁健康女童，因左大腿和左侧腹部疼痛及行走困难 2 天就诊。发病前 4 天有跌倒史，但是没有伤到大腿，受伤后她也能立即负重行走。半夜曾因剧痛和发烧醒来。在最近几周，她没有任何病毒感染或疾病的病史。

查体

在体格检查时，患者非常焦虑和痛苦不堪。左髋关节和左侧腹周围皮肤未见异常：未发现皮疹或红斑。尝试做左髋关节轻微的滚动试验时，她感到非常痛苦。无法自行站立行走。

生命体征显示患者符合全身炎症反应综合征的诊断标准，心率，呼吸频率和体温明显升高。

- 血压 138/78mmHg，心率 134 次 /min，呼吸 20 次 /min

J. J. Horstmann (✉)
Department of Orthopaedic Surgery, Virginia Commonwealth
University, Richmond, VA, USA
e-mail: joanna.horstmann@vcuhealth.org

© Springer Nature Switzerland AG 2020
J. Reznicek et al. (eds.), Musculoskeletal Infections,
https://doi.org/10.1007/978–3–030–41150–3_14

实验室检查

- 白细胞计数 17.5×10^9/L

- C– 反应蛋白 23.1mg/L

- 血沉 80mm/h

- 血小板 221×10^9/L

- 血红蛋白 13.1g/dL

- INR1.5

骨盆 X 线检查表现为（图 14.1）：软组织内没有气体，股骨近端无骨折，髋关节间隙没有增宽。

由于高度担心患者盆腔内感染，急诊行骨盆磁共振检查。影像学显示左髋关节积液，左髋臼信号增加与骨髓炎有关，髋关节周围肌肉水肿与周围肌炎一致（图 14.2）。

在磁共振检查完成后行髋关节穿刺，结果显示白细胞数 65 000μL，中性粒细胞 95%。关节穿刺液未见任何结晶，但关节液是黏稠浑浊的。

根据患者的临床表现包括病史、体格检查、实验室检查结果和影像学表现，患者被诊断为左髋关节急性血源性化脓性关节炎并急诊行手术治疗。在术中行前路左髋关节切开术，在进入髋关节囊时发现脓性液体。将关节液和关节囊的软组织进行培养，诊断结果为耐甲氧西林金黄色葡萄球菌感染。这个患者还发现由相同细菌引起的菌血症，但是以上这些结果都是在送检 24h 后才得到的。患者在术后立即经验性地使用抗生素，然后根据培养结果改为使用更明确和更敏感的抗生素。一旦她的菌血症被治愈，她就能接受使用静脉导管进行抗生素治疗。在住院期间的术后第三天出现发热和呼吸频率增快。经计算机断层扫描的进一步检查发现她有肺栓塞需要进行抗凝治疗。经过 10 天的成功抗感染和抗凝治疗后患者出院，术后 3 个月恢复正常的活动。对她进行了两年的密切随访，幸运的是，没有发现任何感染引起的长期后遗症如股骨头缺血性坏死，生长停滞或关节炎的改变。

背景

儿童化脓性髋关节炎是一种罕见，但是具有潜在的破坏性疾病。它可以发生在任何年

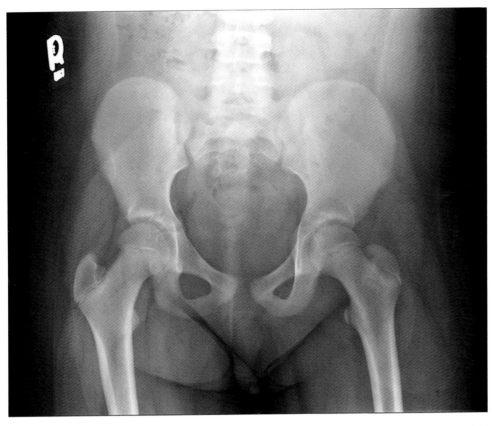

图 14.1 患者的骨盆正位 X 线片表现为化脓性髋关节炎。影像学有积液的表现，但没有其他异常表现。急性感染时 X 线片表现正常

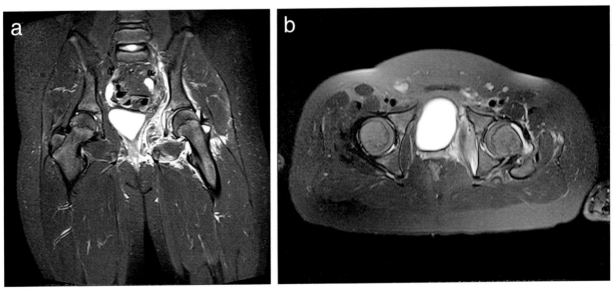

图 14.2 左髋关节化脓性关节炎患者的磁共振成像（MRI）冠状位（a）和轴位（b）显示伴有周围肌炎，以及髋臼信号增强与骨髓炎有关

龄，然而某些人群的风险高于正常人群。这包括早产儿，免疫缺陷患者，以及镰状细胞病患者[1]。

病理生理学

小儿髋关节感染的典型原因是血液播散。髋关节位于身体深处，能很好地防止因微小创伤而直接接种细菌。然而，大部分血液供应通过复杂的血液供应网到达关节（股骨头）的骨骺。由于股骨头是关节内的，携带细菌的血液到达股骨头后细菌很容易进入关节内，从而引起关节内感染。

在关节囊中发现的细菌会引起由细胞因子激活的炎性反应，这些细胞因子除了会使身体对抗感染的生物体外，还会对自身的软骨产生有害影响，导致蛋白质分解。这些炎症变化会导致长期的后遗症，如受累关节的关节炎[1]。

儿童化脓性髋关节炎症状很多，可以随着年龄增长发生显著变化。婴儿经常会因为活动减少或食欲下降而无法安慰。初学走路的孩子拒绝去负重行走和体能下降。年龄较大的儿童可出现腹股沟疼痛、大腿疼痛、跛行或关节活动疼痛。所有年龄段的患儿都会伴有发热症状，经常体温 >38℃，易怒和易疲劳。通常他们有近期的病毒感染病史，如上呼吸道病毒或者和胃肠病毒引起的疾病，发热或皮疹。患者也可能有近期的细菌感染病史，如中耳炎或者尿路感染。这种情况发病相当的突然，如果没有识别和治疗，通常会在 24~48h 内迅速恶化[1]。

诊断

临床表现和实验室检查可以帮助诊断化脓性髋关节炎。应快速做出这种诊断，因此，在一个不能提供明确诊断治疗的机构做过多的检查也是徒劳的。儿童应该进行临床检查，对高度怀疑化脓性髋关节炎的患者应该立即进行转院治疗。

除了体格检查发现外，实验室检查有助于诊断化脓性髋关节炎。由于这是一个血源性的疾病，全身炎症标志物经常升高。获得白细胞计数、血沉和 C- 反应蛋白结果有助于诊断和鉴别化脓性关节炎和短暂性的滑膜炎[2~6]。如果患儿出现全身性感染或者出现败血症的临床症状（心率增快、呼吸频率增快、发热）应立即行血培养并开始使用抗生素。然而，如果没有全身症状，应该在关节液培养结果出来后使用抗生素，因为培养结果可以指导下一阶段抗生素的使用。

Kocher 标准的制定是有助于根据以下类别对儿童患化脓性髋关节炎的风险进行分级：（1）出现发热；（2）无法承受体重；（3）白细胞计数 >12 000μL；（4）血沉 >40mm/h。符合以上 4 个条件的人，有 99% 的概率患有化脓性髋关节炎，需要紧急诊断和治疗[2~4, 6]。仅具有一项标准的儿童风险较低，但是应该密切观察临床变化。

患者一旦具有上述 4 项指标，则被诊断为高风险，应该进一步的行影像学检查。超声检查是一种快捷、廉价、无辐射的评估髋关节积液的方法，可作为行关节穿刺时的辅助手段。在超声引导下将脊髓穿刺针注入髋关节，将关节液抽出进行关节液分析，典型的是白细胞数和分化。关节液中白细胞 >50 000μL，中性粒细胞 >90% 被认为提示急性关节感染[7, 8]。超声检查也可帮助我们进行鉴别诊断尤其是没有关节积液的情况下，因为更有可能与骨髓炎或盆腔脓肿有关，或者在双侧髋关节存在积液但这可能不是化脓性关节炎，但在大多数情况下通常是病毒性疾病如短暂性的滑膜炎或反应性关节炎[7, 8]。

大多数的儿童化脓性髋关节炎的诊断是不需要进一步的影像学检查。然而，在年龄较大的儿童或者临床症状延迟的患者，磁共振成像可以帮助做出正确的诊断，也可以鉴别和脓性髋关节炎症状相似的疾病如骨髓炎或者骨盆内的脓肿。

分类

与其他肌肉骨骼感染疾病一样，化脓性髋关节炎的分类是按组织感染来划分的。葡萄球菌有许多可能的病原体，金黄色葡萄球菌是最常见的致病原因。

简单或不复杂的脓毒性关节炎是可以很快诊断的疾病，而且感染还没有播散到关节囊。在复杂的感染性关节炎中，感染已经播散到关节囊，也可以在周围的肌肉（肌炎）和骨（骨髓炎）中发现感染。

治疗

化脓性髋关节炎的治疗需要手术和药物治疗相结合。在确诊后，应该对有问题的髋关节进行引流。通常采用前侧入路行关节切开术。这样可以进入关节囊也可以清楚地看到股骨头的软骨，同时可保护股骨头的血供，因为在后路时血供可能被损伤[1, 9]。

除了外科治疗，抗生素的使用也是治疗化脓性髋关节炎的关键组成部分。由于关节培养和血液培养并不总是成功的，所以确定患者群体并考虑在该群体中发现最常见细菌是非常重要的。经验性抗生素的使用也会因为患者因素而不同。新生儿是特殊感染的高风险患者，他们有发展成乙型链球菌感染的倾向，以及镰状细胞性贫血患者，他们更有可能是沙门细菌感染。大多数小儿的关节感染是由革兰阳性菌引起的，包括金黄色葡萄球菌（MSSA 和 MRSA）[1, 9]。

经验性抗生素的治疗通常选用万古霉素进行革兰阳性菌覆盖和使用头孢曲松等第三代头孢菌素进行革兰阴性菌覆盖。应该获得所有细菌培养的敏感性结果，以便使抗生素的使用具有特效性和单一性。无并发症的小儿化脓性髋关节感染可以使用短期的静脉注射抗生素治疗，一般为两周。有并发症的病例，如晚期确诊、宿主免疫缺陷或者骨的受累，可能需要长达 6 周治疗[1, 9, 10]。这需要放置外周静脉管来使用抗生素治疗。在长期放置外周静脉管之前，必须确保患者已清除所有的菌血症，如果在开始时血培养是阳性的，在放置长期静脉管之前，应重复操作直到阴性。

应该使用诊断时获得的相同炎症标志物监测治疗进展。白细胞、血沉和 C- 反应蛋白在手术后会立即升高。但白细胞和 C- 反应蛋白经过恰当的治疗后有明显的改善，通常是在 48~72h 内下降其原始值的 50%[1, 9, 10]。血沉的改善通常很慢，可能需要数周才能恢复正常。

一旦患者完成了静脉抗生素治疗后，临床上应该随访化脓关节的临床并发症和后遗症。

并发症

在使用静脉抗生素治疗前，化脓性关节炎的患者经常出现败血症导致全身多器官功能衰竭最终死亡。

幸运的是，具有快速和正确的诊断能力，以及紧急手术治疗和抗生素治疗，有助于最大限度地减少这一严重并发症。然而，其他长期的后遗症仍然存在，导致其他健康儿童难以长期管理。

化脓性关节炎的大多并发症是令人担忧的，包括股骨头缺血性坏死，生长停滞引起的畸形，髋关节发育不良或髋臼脱位和感染后关节炎的发展[11]。它们的影响有可能很小，这些患者髋关节功能接近正常；而有些影响是灾难性的，患者功能受到严重影响，步态明显改变，引起疼痛，关节破坏和无法恢复正常的身体活动。

临床精要

1. 小儿化脓性髋关节炎是一种常见的并发症，需要及时的诊断和治疗避免形成长期并发症。

2. 常见的临床表现是儿童发热，跛行或者行走困难，甚至拒绝负重。儿童通常是躺着，并保持髋部在一个屈髋外旋的保护体位。

3. 实验室检查有助于诊断，通常使用 Kocher 标准来识别高风险患者：白细胞 >12 000μL，血沉 >40mm/h，体温 >38℃和拒绝负重。C- 反应蛋白也是有用的指标，>4mg/L 时与急性感染的存在有关。

4. X 线片对于诊断用处不大。然而，超声可以用来确定是否存在关节积液，这些穿刺液可以用以评估关节液状况。

5. 对于年龄较大的儿童可以使用更先进的检查技术如磁共振成像。这个并不是在所有的医疗中心都可以立即使用，如果不能立即使用，也不能延迟治疗。磁共振可以帮助鉴别周围的肌炎、骨髓炎和骨膜下脓肿，这些可能是主要诊断，也可能是与关节感染共存。

6. 化脓性关节炎的治疗包括感染的引流，一旦发现微生物需要外科手术方法结合对细菌特异性抗生素治疗。

7. 小儿髋关节感染的长期后遗症包括髋关节发育不良和脱位，生长停滞引起畸形，股骨头缺血性坏死，关节炎改变，周围骨质脆弱导致骨折。

8. 特别是耐甲氧西林金黄色葡萄球菌感染合并关节感染和骨感染的风险较高，感染区域发生骨折的风险更高，脓毒杆菌也会发生栓子引起深静脉血栓或肺栓塞。

参考文献

[1] Sucato DJ, Schwend RM, Gillespie R. Septic arthritis of the hip in children. J Am Acad Orthop Surg. 1997;5（5）:249–260.

[2] Kocher MS, Zurakowski D, Kasser JR. Differentiating between septic arthritis and transient synovitis of the hip in children: an evidence-based clinical prediction algorithm. J Bone Joint Surg Am. 1999;81（12）:1662–1670.

[3] Kocher MS, Mandiga R, Zurakowski D, et al. Validation of a clinical prediction rule for the differentiation between septic arthritis and transient synovitis of the hip in children. J Bone Joint Surg. 2004;86-A（8）:1629–1635.

[4] Luhmann SJ, Jones A, Schootman M, et al. Differentiation between septic arthritis and transient synovitis of the hip in children with clinical prediction algorithms. J Bone Joint Surg Am.2004;86（5）:956–962.

[5] Levine MJ, McGuire KJ, McGowan KL, et al. Assessment of the test characteristics of C-reactive protein for septic arthritis in children. J Pediatr Orthop. 2003;23（3）:373–377.

[6] Jung ST, Rowe SM, Moon ES, et al. Significance of laboratory and radiologic findings for differentiating between septic arthritis and transient synovitis of the hip. J Pediatr Orthop.2003;23（3）:368–372.

[7] Song KS, Lee SM. Peripelvic infections mimicking septic arthritis of the hip in children: treatment with needle aspiration. J Pediatr Orthop B. 2003;391:258–265.

[8] Song J, Letts M, Monson R. Differentiation of psoas muscle abscess from septic arthritis of the hip in children. Clin Orthop Relat Res. 2001;391:258–265.

[9] Dormans JP, Drummond DS. Pediatric hematogenous osteomyelitis: new trends in presentation, diagnosis, and treatment. J Am Acad Orthop Surg. 1994;2（6）:333–341.

[10] Stanitski CL. Changes in pediatric acute hematogenous osteomyelitis management. J Pediatr Orthop. 2004;24（4）:444–445.

[11] Peters W, Irving J, Letts M. Long-term effects of neonatal bone and joint infection on adjacent growth plates. J Pediatr Orthop.1992;12（6）:806–810.

第十五章
慢性复发性多发骨髓炎

Emily Godbout, William Koch

病例

一名 7 岁女孩，无既往病史，双侧髋部疼痛，右侧重于左侧，伴发热。实验室检查显示白细胞计数正常，C- 反应蛋白（CRP）为 2.06mg/dL，红细胞沉降率（ESR）为 63mm/h。磁共振成像（MRI）显示右侧耻骨上支和左侧股骨头多发骨髓水肿、吸收增加，累及骨骺、股骨颈和大转子。没有发现脓肿形成。她进行了骨组织活检，结果与慢性骨髓炎一致，而微生物培养结果为阴性。没有使用抗生素。她在短期服用非甾体类抗炎药（NSAIDs）后症状有所改善。在接下来的 4 年里，她持续出现间歇性右侧髋部疼痛，通过儿科风湿病学医生指导服用短期非甾体类抗炎药后疼痛缓解。在她 11 岁的时候，她的右髋部疼痛加剧，非甾体类抗炎药无法缓解她的疼痛。无发热症状。复查 MRI 显示盆腔支有一个持续性的异常区域。她接受了第二次骨组织活检，微生物检测呈阴性。没有使用抗生素，她最终在较长疗程的非甾体类抗炎药治疗中有所改善。

E. Godbout (✉) · W. Koch

Department of Pediatrics, Division of Pediatric Infectious Diseases,
Children's Hospital of Richmond at Virginia Commonwealth
University, Richmond, VA, USA
e-mail: emily.godbout@vcuhealth.org; william.koch@vcuhealth.org

© Springer Nature Switzerland AG 2020
J. Reznicek et al. (eds.), Musculoskeletal Infections,
https://doi.org/10.1007/978-3-030-41150-3_15

讨论

背景

慢性复发性多发骨髓炎（CRMO）是一种复发性自身炎症性骨病，典型表现为在儿童时期出现低热，骨痛和在病变骨骼上局限性水肿影像学检查提示骨髓炎。文献中报道了大约 400 例儿童病例[1]，但真正的患病率尚不清楚，而且这种疾病可能未被正确诊断。CRMO 也被称为慢性非细菌性骨髓炎或非细菌性骨炎，但 CRMO 一词在文献中更为准确和普遍接受[2]。诊断时的中位年龄通常是 9~11 岁，女性更常见[3-5]。临床病程对于持续数年的骨痛缓解和复发具有重要意义，疾病的活动期约为 5~6 年[6]。CRMO 被归类为一种自身炎症过程，其特征是在没有自身抗体、微生物或抗原特异性 T 细胞[7]的情况下发生全身炎症。它与多种炎性疾病相关，包括掌 Plant 脓疱病、牛皮癣、关节炎、骶髂关节炎、炎性肠病和甜食综合征[6, 8]。另一种以慢性非传染性骨髓炎为特征的疾病是滑膜炎、痤疮、脓疱病、骨质增生和骨炎（SAPHO）综合征，这在成年人中更为常见。目前还不清楚 CRMO 和 SAPHO 是独立的临床实体，还是反映了基于年龄的不同疾病谱[9]。

诊断

CRMO 的诊断在已发表的文献中相对罕见，可能被误诊为细菌性骨髓炎。误诊可能会导致不必要的抗生素治疗，影像学检查和明确诊断之前应重复进行骨组织活检。患者的诊断可能会因此延迟 15 个月到 2 年[4, 10]。疼痛是一种持续的症状，常常是隐匿性的[2, 5]。实验室检查可能正常，也可能出现 ESR、CRP 或全血计数的轻度升高[4]。尽管 1989 年 Manson 等提出了诊断标准，但尚未被广泛接纳[11]。包括（a）≥ 两项经 X 线检查确认的骨病变；（b）至少 6 个月症状和体征有缓解和加重；（c）骨髓炎的 X 线和骨扫描证据；（d）至少持续 1 个月的抗生素治疗无效；以及（e）缺乏可查明的原因。为了避免长期使用抗生素治疗，Roderick 等[4]在 2016 年提出了 Bristol 标准，其中包括典型的临床表现（骨痛 ± 局部肿胀而无明显的炎症或感染的局部或全身特征）以及典型的放射学发现加上以下两个标准之一：

（a）累及一个以上的骨头（或单独锁骨）CRP 没有明显升高（CRP<30g/L）；（b）单灶性疾病（锁骨除外），或 CRP>30g/L，在进行抗生素治疗时，骨活检显示炎症变化，无细菌生长。

影像学检查提示骨髓炎，尽管病变通常是多发的，可发生在任何骨骼中。常见的受累部位包括长骨、骨盆、脊柱，锁骨和下颌骨[6]。手部和脚较小的骨骼也被累及，锁骨受累被认为是一种典型的表现，对 CRMO 来说是可疑的[2, 3]。病变可以是溶解性的、硬化性的或混合性的，表现为放射线可透过，并伴有反应性和并发的软组织肿胀。MRI 可能有助于确定疾病的程度和演变[12]。放射性核素骨扫描已经被用来识别其他骨骼的无症状病变，尽管一些专家建议全身（WB）MRI，特别是在儿童中，用于诊断和检测无症状病变[13]。全身 MRI 通常显示脊柱受累[2]。CRMO 可以与急性血源性骨髓炎类似，如葡萄球菌性骨髓炎，以及其他儿童疾病，如神经母细胞瘤、朗格汉斯组织细胞增生症、骨肿瘤和白血病。总的来说，CRMO 是一种排除性诊断，通常需要骨活检来排除其他疾病。

治疗

感染病原学尚未确定，广泛的抗生素治疗未获成功。在骨科、传染病和风湿病专家中有广泛的共识，即抗生素对 CRMO 的临床病程没有影响。系列病例报道主张使用非甾体类抗炎药或皮质类固醇治疗，一些研究更倾向于非甾体类抗炎药而不是皮质类固醇[14]。对非甾体类抗炎药或皮质类固醇无效的 CRMO 病例的其他治疗方法包括秋水仙碱、双膦酸盐、干扰素 – γ、干扰素 – α 和英夫利昔单抗[15~17]。关于使用双膦酸盐（主要是帕米膦酸钠）来减轻疼痛和改善功能的文献越来越多[2]。一些专家建议在患有脊柱病变的儿童早期使用，因为帕米膦酸钠治疗后的 MRI 显示椎体形态和高度有所改善[17]。大多数被诊断 CRMO 的儿童都有良好的预后，没有明显的后遗症，尽管缺乏已发表的长期随访研究。有一项对 23 名患者的长期随访研究发现，26% 的患者在确诊后的中位时间 13 年内有活动性疾病，而近 50% 的患者有骨畸形（腿长不等或骨过度生长），其中 2 人需要手术[6]。另一项对 17 名患者的随访研究发现，临床缓解的患者在全身 MRI 上可能仍有活跃的病变[18]。预后不良与发病和 / 或年轻时的多个受累部位有关[19]。

回到我们的病例

在这例患者中，骨病变的多发性、无菌骨培养和复发症状都与 CRMO 一致。她对非甾体类抗炎药的反应良好，不需要抗生素治疗。患者早期临床表现怀疑患有 CRMO，她接受了两次骨活检以排除其他诊断。主要由骨科和儿科感染科医生进行评估，但其护理主要由儿科风湿科医生负责。

临床精要

1. 慢性复发性多发骨髓炎（CRMO）是一种培养阴性的复发性多发性骨髓炎，主要影响儿童和青少年。
2. 长骨、脊柱或锁骨等异常部位的多发性骨质损害建议考虑 CRMO。
3. 骨活检有助于进一步明确诊断，排除儿童多发性骨病的其他病因，如葡萄球菌性骨髓炎或恶性肿瘤。
4. 抗菌药物治疗对临床发展或转归无明显影响。

参考文献

[1] Iyer RS, Thapa MM, Chew FS. Chronic recurrent multifocal osteomyelitis: review. Am J Roentgenol. 2011;196:87–91.

[2] Roderick MR, Sen ES, Ramanan AV. Chronic recurrent multifocal osteomyelitis in children and adults:current understanding and areas for development. Rheumatology. 2018;57（1）:41–48.

[3] Falip C, Alison M, Boutry N, Job-Deslandre C, Cotten A,Azoulay R, et al. Chronic recurrent multifocal osteomyelitis（CRMO）: a longitudinal case series review. Pediatr Radiol.2013;43（3）:355–375.

[4] Roderick MR, Shah R, Rogers V, Finn A, Ramanan AV. Chronic recurrent multifocal osteomyelitis （CRMO） - advancing the diagnosis. Pediatr Rheumatol. 2016;14（1）:47.

[5] Schultz C, Holterhus PM, Seidel A, Jonas S, Barthel M, Kruse K, et al. Chronic recurrent multifocal osteomyelitis in children.Pediatr Infect Dis J. 1999;18（11）:1008–1013.

[6] Huber AM, Lam PY, Duffy CM, Yeung RSM, Ditchfield M,Laxer D, et al. Chronic recurrent multifocal osteomyelitis: clinical outcomes after more than five years of follow-up. J Pediatr. 2002;141（2）:198–203.

[7] Hedrich CM, Hofmann SR, Pablik J, Morbach H, Girschick HJ.Autoinflammatory bone disorders with special focus on chronic recurrent multifocal osteomyelitis （CRMO）. Pediatr Rheumatol.2013;11（1）:47.

[8] Nurre LD, Rabalais GP, Callen JP. Neutrophilic dermatosis-associated sterile chronic multifocal osteomyelitis in pediatric patients:case report and review. Pediatr Dermatol. 1999;16（3）:214–216.

[9] Ferguson PJ, Sandu M. Current understanding of the pathogenesis and management of chronic recurrent multifocal osteomyelitis. Curr Rheumatol Rep. 2012;14（2）:130–141.

[10]Oliver M, Lee TC, Halpern-Felsher B, Murray E, Schwartz R,Zhao Y. Disease burden and social impact of chronic nonbacterial osteomyelitis from the patient and family perspective.Pediatr Rheumatol. 2018;16（1）:78

[11]Manson D, Wilmot DM, King S, Laxer RM. Physeal involvement in chronic recurrent multifocal osteomyelitis. Pediatr Radiol.1989;20（1–2）:76–79.

[12]Fritz J, Tzaribatchev N, Claussen CD, Carrino JA, Horger MS. Chronic recurrent multifocal osteomyelitis: comparison of E. Godbout and W. Koch 163 whole-body MR imaging with radiography and correlation with clinical and laboratory data. Radiology. 2009;252（3）:842–851.

[13]Guérin-Pfyffer S, Guillaume-Czitrom S, Tammam S, Koné-Paut I. Evaluation of chronic recurrent multifocal osteitis in children by whole-body magnetic resonance imaging. Joint Bone Spine.2012;79（6）:616–620.

[14]Girschick HJ, Raab P, Surbaum S, Trusen A, Kirschner S,Schneider P, et al. Chronic non-bacterial osteomyelitis in children. Ann Rheum Dis. 2005;64（2）:279–285.

[15]Miettunen PMH, Wei X, Kaura D, Reslan WA, Aguirre AN,Kellner JD. Dramatic pain relief and resolution of bone inflammation following pamidronate in 9 pediatric patients with persistent chronic recurrent multifocal osteomyelitis. Pediatr Rheumatol. 2009;7:2.

[16]Eleftheriou D, Gerschman T, Sebire N, Woo P, Pilkington CA, rogan PA. Biologic therapy in refractory chronic non-bacterial osteomyelitis of childhood. Rheumatology. 2010;49（8）:1505–1512.

[17]Gleeson H, Wiltshire E, Briody J, Hall J, Chaitow J, Sillence D, et al. Childhood chronic recurrent multifocal osteomyelitis:Pamidronate therapy decreases pain and improves vertebral shape. J Rheumatol. 2008;35（4）:707–712.

[18]Voit AM, Arnoldi AP, Douis H, Bleisteiner F, Jansson MK, Reiser MF, et al. Whole-body magnetic resonance imaging in chronic recurrent multifocal osteomyelitis: clinical long-term assessment may underestimate activity. J Rheumatol. 2015;42（8）:1455–1462.

[19]Catalano-Pons C, Comte A, Wipff J, Quartier P, Faye A, Gendrel D, et al. Clinical outcome in children with chronic recurrent multifocal osteomyelitis. Rheumatology. 2008;47（9）:1397–1399.

第十六章
老年人群中抗菌药物的应用研究

Montgomery W. Green, Michael E. Wright

病例

一名 80 岁的女性因主诉下腰痛而从当地疗养院转入我院住院治疗。在过去的 30 天里，患者一直感觉局限性的下腰痛。她自觉当走到自助餐厅吃饭时，疼痛往往加剧，休息后疼痛可缓解。该患者被诊断为尿路感染，并接受了 5 天的甲氧苄啶 – 磺胺甲恶唑治疗。她主诉泌尿系症状消失，但仍有持续下腰痛。

既往病史：因心动过缓于 90 天前进行了起搏器植入手术，骨质疏松、慢性肾病（基础 SCr1.3mg/dL）、高血压、慢性阻塞性肺病。

查体

体温 37.5℃；脉搏 68 次 /min；呼吸 12 次 /min；血压 122/78mmHg；体重 81kg；身高 1.65m。

M. W. Green (✉)
Belmont University College of Pharmacy, Nashville, TN, USA
e–mail: montgomery.green@belmont.edu
M. E. Wright
Williamson Medical Center, Franklin, TN, USA
e–mail: miwright@wmed.org

© Springer Nature Switzerland AG 2020
J. Reznicek et al. (eds.), Musculoskeletal Infections,
https://doi.org/10.1007/978–3–030–41150–3_16

下背部触痛，深部腱反射 4/4。

实验室检查

白细胞 13 000/μL，尿素氮 25mg/dL，血清肌酐 1.6mg/dL，钾 5.2mEq/L，乳酸 1.8mmol/L，血沉 88mm/h，CRP13mg/dL。

影像学检查

下腰椎 CT 显示 L2 和 L3 椎体终板周围骨质破坏。没有发现脓肿。

患者在入院第 1 天开始接受万古霉素经验性治疗，并进行外周血培养。第 3 天，外周血培养结果显示：金黄色葡萄球菌。对克林霉素、万古霉素、磺胺甲恶唑 / 甲氧苄啶和四环素敏感，对青霉素和苯唑西林耐药。决定让患者服用万古霉素 6 周，并进行随访。值得注意的是，患者出院时的血清肌酐恢复到基线水平 1.3mg/dL。

问题：这个患者有没有经历过与抗生素有关的不良反应？在确定万古霉素的出院剂量时需要考虑什么？万古霉素应如何监测，何时监测？

年龄相关变化的可变性

随着患者年龄的增长，生理变化会影响药物治疗。然而，在老年人群中存在显著的个体间差异[1]。随着年龄的增长，药物的药代动力学 / 药效学参数的变化并不一致，因为存在这种广泛的变异性。仅仅考虑年龄因素是不够的，体质下降可能更有助于评估抗生素作用的变化[1]。体质下降很难定义；因为，它与体重减少、肌肉萎缩、营养不良、功能下降和耐力下降有关[1]。与高龄相关的体质下降可能随着功能衰退、体重减轻、虚弱和疲劳而更加明显[1]。尽管下面讨论的药代动力学和药效学原理通常与年龄增长有关，但对患者进行个体化评估和治疗并考虑其体质下降程度及其对药物治疗的影响是很重要的[1, 2]。

老年人抗菌药物代谢动力学考虑

抗菌药物的药代动力学原理包括抗菌药物的吸收、分布、代谢和排泄的评估。随着患者年龄的增长，吸收会发生各种变化，包括通过主动转运吸收的药物的生物利用度降低和首过代谢降低；然而，根据证据[1, 3]，这些吸收变化与抗菌药物口服吸收的显著影响无关。口服药物的峰值浓度可能会降低，但总吸收是可比的[4]。因此，在适当的临床情况下口服抗微生物剂应该相对不受影响，并鼓励在老年人群中使用。

抗菌药物在老年患者中的分布受到瘦体重和总体脂变化的影响[5]。老年患者的体脂可能增加约 40%，这与瘦体重的减少有关[5]。由于脂肪与肌肉比例的这种变化，老年患者可能面临组织中高浓度的高脂溶性药物（如氟喹诺酮类和大环内酯类）的风险[2, 6]。相反，体内脂肪的增加与水溶性药物（如 β - 内酰胺类和氨基糖苷类）的分布量减少有关，从而导致使用这些抗菌剂的血清浓度较高[1, 5, 6]。

肝脏在很大程度上负责药物的新陈代谢[1]。年龄引起的肝功能改变是老年患者对药物反应差异的一个重要来源[1]。几种常用的抗菌药主要是通过肝脏代谢来消除的，没有直接的估计来确定基于肝功能下降的剂量调整[5]。肝功能下降的患者可能更容易出现与这些抗菌药（包括萘甲西林、苯唑西林、头孢曲松、氟喹诺酮类，特别是莫西沙星、多西环素、米诺环素和大环内酯类）相关的不良反应[5]。

许多药物是通过肾脏从体内排泄出来的，与年龄相关的肾功能下降是有文献记载的[1, 5]。肾功能的下降是由于肾血流量减少、肾实质减少（每 10 年 10%）和功能性肾小球的丧失[5]所致。然而，多达 1/3 的"正常"（非虚弱）高龄老年人在测量的肌酐清除率方面没有下降；因此，肾功能随年龄而变化，但仅凭年龄并不能预测肾功能受损[1, 2]。通过 Cockcroft 和 Gault 方程计算肌酐清除率是评估大多数抗菌药剂量调整的推荐方法，对患者进行个性化评估和计算肌酐清除率是选择老年患者适当剂量的最佳方法[1, 3]。

计算方法：

肌酐清除率 =（140- 年龄）× 体重（kg）×0.85（女性）/72×Scr（mg/dL）

* 如果患者体重低于理想体重，则使用实际体重。

老年患者使用抗菌药物的治疗可受到肾功能下降、分布改变以及代谢减慢或降低的影响[2, 4, 7]。这些因素不太可能与治疗失败相关，但与老年人群中药物不良反应风险增加

有关 [2, 7]。

老年患者抗菌药物的药效学研究

抗菌药的药效学特性解释了血药浓度与药物与靶相互作用的程度之间的关系，用最小抑菌浓度（MIC）[3] 来衡量。老年患者的药效学特性的改变是复杂的，很难清楚地定义，但可能与药物反应改变或对药物的敏感性增加有关 [1]。抗菌药的临床成功取决于抗菌剂是否表现出时间或浓度依赖的杀伤力 [2, 3]。MIC 以上的时间是抗菌药成功的主要预测因子，表现出时间依赖性的药代动力学 [2]。如果这些抗菌药（如 β - 内酰胺类）有必要调整剂量，则应调整最佳剂量，以允许更频繁地使用较小剂量 [2]。相反，浓度依赖性抗菌药成功的主要预测因子是血浆中达到的峰值浓度 [2]。这些抗菌药物（如氨基糖苷类和氟喹诺酮类）的剂量调整应包括较高的剂量和较低的给药频率 [2]。

具体的抗菌注意事项

β - 内酰胺类抗生素

如前所述，β - 内酰胺类抗生素是时间依赖型的，应设计给药方案来优化这一参数 [2]。因此，β - 内酰胺类药物通常每天多次给药，某些 β - 内酰胺类药物可以作为持续输注给药，以确保依从性并优化该药代动力学参数 [2]。这一类中的许多抗生素都是通过肾脏清除的，因此，可能需要调整剂量，如有必要，建议在保持给药频率的同时减少剂量 [8]。

有一些数据支持服用 β - 内酰胺类药物的老年患者会增加癫痫发作和皮疹发生的风险 [8]。与年龄相关的人血白蛋白降低可能会增加某些高蛋白结合的 β - 内酰胺类抗生素的毒性风险 [5]。老年患者服用头孢吡肟和亚胺培南时应密切监测肾功能，因为这些患者可能更容易产生不良反应。头孢吡肟与老年肾功能损害患者脑病发生的高风险相关 [9]。亚胺培南与不良反应风险增加相关，包括易感患者癫痫发作的罕见风险 [2]。总的来说，β - 内酰胺类抗生素具有良好的药代动力学特征，在老年患者中相对安全 [8]。

万古霉素

老年人有几个改变的生理变量影响万古霉素的剂量和监测[10]。老年人的肾功能损害和肥胖的发生率增加使得万古霉素的给药在某种程度上有细微差别。作为正常的衰老功能，在某些情况下，肾脏的大小和功能会显著下降，最高可达25%。万古霉素的清除率与肾功能成正比，因为90%的万古霉素在尿液中以原样排出[10]。老年人平均万古霉素半衰期（t1/2）为17.8h。这比中年人的平均t1/2的7.5h要长得多。t1/2的增加与老年人清除率的降低和分布量的增加（0.93L/kg）直接相关[10]。在给老年人服用万古霉素时，评估肾功能也有些困难，这是因为科克罗夫特和高尔特（CG）以及肾脏疾病饮食调整（MDRD）配方始终分别高估或低估了药物清除率[10]。文献中已经描述了一种更准确的选择（低估肾功能10%），并被称为优化CG方程。优化的CG方程使用传统的CG方程，具有较小的实际体重或理想体重，并将血清肌酐的最小值限制为0.68mg/dL[10]。达到目标谷值对老年人很重要，目标谷浓度为15~20mg/mL对于有效治疗大多数MRSA感染是理想的。大于25mg/mL的谷浓度与毒性相关。万古霉素相关的肾毒性在65岁及65岁以上的患者中更为常见，发生率为34%[11]。

对于严重的MRSA感染，根据实际体重，合理使用25~30mg/kg的初始万古霉素负荷剂量是合理的。但是，减少经验性万古霉素维持剂量被认为是谨慎的。如果您的机构有剂量舍入策略或基于体重的剂量为10~15mg/kg，则应考虑将经验维持剂量舍入到下一个可用剂量[12]。对于肾功能稳定的患者，应在第四剂之前收集万古霉素血清谷值浓度。在达到治疗谷值浓度后，考虑对肾功能稳定的患者每周复查一次。对于肾功能快速变化的患者，考虑比每周更早地收集万古霉素初始浓度，并监测持续治疗的频率。

甲氧苄啶磺胺甲恶唑

甲氧苄啶磺胺甲恶唑（TMP-SMZ）通常被认为是与药物不良反应有关的最常见的抗生素之一[5]。TMP-SMZ的问题不仅包括皮疹和过敏反应的风险，还包括中性粒细胞减少，高钾血症和肾功能不全以及几种药物相互作用[4, 5, 13]。老年患者更容易发生TMP-SMZ中性粒细胞减少症[4]。甲氧苄啶磺胺甲恶唑抑制肾小管远端钾的分泌，可能导致高钾血症，因此人们担心将 TMP-SMZ 与还可增加钾的药物同时使用。Antoniou 及其同事发布的一项病例对照研究显示，66 岁及以上的患者服用 TMP-SMZ 同时伴随服用螺内酯，在接触 TMP-SMZ 后 14 天内猝死的风险增加了两倍（校正后的 OR 为 2.46，95 % 置信区间 1.55~3.90）[14]。TMP-SMZ 与肾毒性有关，据上市后研究报道其发生率较低[15]。Varoquaux 及其同事进行的一项研究比较了 TMP-SMZ 在 6 例年轻（29.3±4.4 岁）和 6 例老年（78.6±6.6 岁）患者中的药代动力学[13]。有心脏，肾脏，肝或胃肠疾病史的患者以及接受过主要药物治疗的患者被排除在外。作者发现，尽管基础肾脏功能正常，但老年患者的 TMP 肾脏清除率明显降低，而 TMP 血清浓度较高。弗雷泽及其同事评估了服用 TMP-SMZ ≥ 6 天的中年（平均年龄 65 岁）退伍军人的肾毒性发生率[15]。评价在治疗期间和 TMP-SMZ 完成后 3 天内获得的血清肌酐值。作者在该研究中发现 11.2% 的急性肾损伤（AKI）发生率，并且 95% 的 AKI 病例被认为很可能或可能是由于使用 TMP-SMZ 引起的。除一例外，所有 AKI 病例在 TMS-SMZ 停药后均可治愈，多变量分析发现高血压和糖尿病患者发生 AKI 的风险增加[15]。

与 TMP-SMZ 相关的药物相互作用包括华法林、苯妥英钠和磺脲类药物。TMP-SMZ 抑制华法林的代谢，众所周知它会增加服用华法林的患者的国际标准化比率（INR）和出血风险[5]。苯妥英钠毒性的风险增加，因为 TMP-SMZ 也会抑制这种药物的代谢。最后，在伴有服用磺酰脲类药物（如格列吡嗪、格列本脲和格列美脲）的患者用药方案中添加 TMP-SMZ 可能会增加老年患者低血糖的风险[5]。

氨基糖苷类

在过去的几年中，由于开发了对高抵抗力革兰阴性菌具有活性的毒性较小的抗微生物剂，氨基糖苷的使用有所减少。据报道，接受氨基糖苷类药物治疗的患者中肾毒性的发生率高达 24%[16]。在老年人中建议使用标准的巩固（延长间隔）剂量的氨基糖苷类药物，但必须在仔细评估肾功能后才能进行。使用 CG 配方时，老年人的肌肉量减少可能会导致高估肾脏功能。估计肾功能时，应单独考虑患者的体重和肌肉质量。在住院期间，通过仔细评估血清肌酐和尿量来密切监测肾功能[3]。在可能的情况下，开始氨基糖苷类治疗之前，应停止使用肾毒性药物（即血管紧张素转化酶抑制剂、血管紧张素受体阻滞剂、万古霉素、利尿剂和非甾体类抗炎药）[17]。

氟喹诺酮

氟喹诺酮类药物在老年人中通常用于多种适应证，从肾盂肾炎到革兰阴性菌血症。但是，氟喹诺酮类药物与几种不良事件有关，这些不良事件在肾功能受损的患者（包括老年人）中更常见。与氟喹诺酮类药物相关的一些更严重的不良事件包括但不限于躁动，Q-T 间隔延长，血糖过低，肝炎，肌腱破裂和主动脉瘤或夹层[18]。大多数氟喹诺酮类药物在尿液中以不变的分子形式排出体外，肝脏代谢可忽略不计[19]。对于肾功能不全的患者，除莫西沙星外，建议对所有氟喹诺酮类药物进行剂量调整。如前所述，由于氟喹诺酮类药物是浓度依赖型抗生素，因此应在肾功能不全患者需要时进行剂量调整，以使药物的峰值浓度最大，同时降低频率。参考官方的处方信息，以确保肾功能不全患者的正确剂量。考虑到老年人群的不良反应，氟喹诺酮类药物应谨慎使用。

临床精要

1. 随着年龄的增长，在生理变化中出现了显著的个体间差异。患者应个体化评估剂量调整和抗菌药物不良反应的风险。
2. 肾功能减退、分布改变、代谢缓慢或降低都会影响老年患者的抗菌治疗。这些因素更有可能影响抗菌药物的不良反应，而不是治疗效果。
3. 肾功能应通过使用 Cockcroft 和 Gault 方程计算肌酐清除率来评估，以确定抗生素的适当剂量调整。
4. 老年患者应谨慎使用甲氧苄啶磺胺甲恶唑，氟喹诺酮和氨基糖苷类药物，并应密切监测患者的不良反应。
5. 万古霉素的使用应考虑到随着年龄的增长肾脏功能可能下降，并应根据测得的谷值浓度进行调整。
6. β - 内酰胺类抗生素具有良好的药代动力学特征，在老年患者中相对安全。

病例精要

　　该病例中的患者可能因输尿管感染而接受了 TMP–SMZ 治疗过程中出现的不良反应，包括血清肌酐和钾的增加。根据培养数据，万古霉素将是该患者菌血症和椎骨骨髓炎的最合适的治疗选择。为了确定合适的万古霉素出院剂量，应使用 CG 方程确定患者的肾功能。应在使用第四剂万古霉素之前以及之后的每个星期监测血药谷值浓度（应保证肾功能保持稳定）。对于该患者的感染，建议将最低血药谷值浓度设定为 15~20。

　　使用 CG 公式计算出的该患者肌酐清除率约为 36mL/min。因此，根据估计的 15mg/kg 剂量和频率取决于她的肌酐清除率，适当的万古霉素剂量为每 24h 1250mg。

参考文献

[1] Hajjar ER, Gray SL, Slattum PW Jr, et al. Geriatrics. In: Dipiro JT, Talbert RL, Yee GC, Matzke GR, Wells BG, Posey L, editors. Pharmacotherapy: a pathophysiologic approach. 10th ed.New York: McGraw-Hill; 2017. Accessed 6 Mar 2019.

[2] Noreddin AM, Haynes V. Use of pharmacodynamics principles to optimise dosage regiments for antibacterial agents in the elderly.Drugs Aging. 2007;24:275–292.

[3] Noreddin AM, El-Khatib WF, Haynes V. Optimal dosing design for antibiotic therapy in the elderly: a pharmacokinetic and pharmacodynamics perspective. Recent Pat Antiinfect Drug Discov.2008;3:45–52.

[4] McCue JD. Antibiotic use in the elderly: issues and nonissues.Clin Infect Dis. 1999;28:750–752.

[5] Bradley SF. Principles of antimicrobial therapy in older adults.Clin Geriatr Med. 2016;32:443–457.

[6] Roberts JA, Lipman J. Pharmacokinetic issues for antibiotics in the critically ill patient. Crit Care Med. 2009;37:840–851.

[7] Gavazzi G, Krause K. Ageing and infection. Lancet Infect Dis.2002;2:659–666.

[8] Rajagopalan S, Yoshikawa TT. Antimicrobial therapy in the elderly. Med Clin North Am. 2001;85:133–147.

[9] Jallon P, Fankhauser L, Du Pasquier R, et al. Severe but reversible encephalopathy associated with cefepime. Neurophysiol Clin. 2000;30:383–386.

[10]Barber KE, Bell AM, Stover KR, et al. Intravenous vancomycin dosing in the elderly: a focus on clinical issues and practical application. Drugs Aging. 2016;33:845–854.

[11]Carreno JJ, Jaworski A, Kenney RM, et al. Comparative incidence of nephrotoxicity by age group among adult patients receiving vancomycin. Infect Dis Ther. 2013;2:201–208.

[12]Kosmisky DE, Griffiths CL, Templin MA, et al. Evaluation of a new vancomycin dosing protocol in morbidly obese patients.Hosp Pharm. 2015;50:789–797.

[13]Varoquaux O,Lajoie D,Gobert C, et al.Pharmacokinetics of the trimethoprim-sulfamethoxazole combination in the elderly. Br J Clin Pharmac. 1985;20:575–581.

[14] Antoniou T, Hollands SM, Macdonald EM, et al. Trimethoprimsulfamethoxazole and risk of sudden death among patients taking spironolactone. CMAJ. 2015;187:E138–E143.

[15] Fraser TN, Avellaneda AA, Graviss EA, et al. Acute kidney injury associated with trimethoprim/sulfamethoxazole. J Antimicrob Chemother. 2012;67:1271–1277.

[16] Koo J, Tight R, Rajkumar V, et al. Comparison of once-daily versus pharmacokinetic dosing of aminoglycosides in elderly patients. Am J Med. 1996;101:177–183.

[17] Fraisse T, Gras Aygon C, Paccalin M, et al. Aminoglycoside use in patients over 75 years old. Age Ageing. 2014;43:676–681.

[18] Levofloxacin [package insert]. Raritan: Ortho-McNeil-Janssen Pharmaceuticals, Inc; 2008.

[19] Hoover R, Hunt T, Benedict M, et al. Single and multiple ascending-dose studies of oral delafloxacin: effects of food, sex,and age. Clin Ther. 2016;38:39–52.

第十七章
坏死性筋膜炎

Paul W. Perdue，Jr.

病例

一位 62 岁无家可归的男性患者，既往有血糖控制不佳的糖尿病（血红蛋白 A1C 为 9%）、高血压、外周血管疾病和静脉注射药物的病史，在右腿疼痛恶化并伴有红肿 4 天后被送往急诊室。他自觉发热和发冷。患者自诉在就诊前一周，腿部撞到了桌子而受伤。他最后一次去看初级保健医生大约是两年前。

查体

体温 38.9℃，血压 95/60mmHg，心率 125 次 /min，氧流量 2L 时鼻导管吸氧血氧饱和度 96%。他看起来很不舒服，而且伴有轻微呼吸困难。他对地点和时间也迷茫。对右下肢进一步的重点评估显示膝盖以下小腿近端有明显的肿胀和变色。皮肤颜色呈暗红色，有红斑，小腿近端及远端皮肤温度高。变色区周围可见明显的水疱，有捻发感，整个腿部触诊时有明显的压痛。图 17.1 显示了右腿的临床照片。

P. W. Perdue, Jr. (✉)

Department of Orthopaedic Surgery, Division of Orthopedic
Trauma, Virginia Commonwealth University, Richmond, VA, USA

e–mail: paul.perdue@vcuhealth.org

© Springer Nature Switzerland AG 2020

J. Reznicek et al. (eds.), Musculoskeletal Infections,

https://doi.org/10.1007/978–3–030–41150–3_17

图 17.1　右腿临床照片。注意肿胀明显且向近远端延伸，并伴有水疱

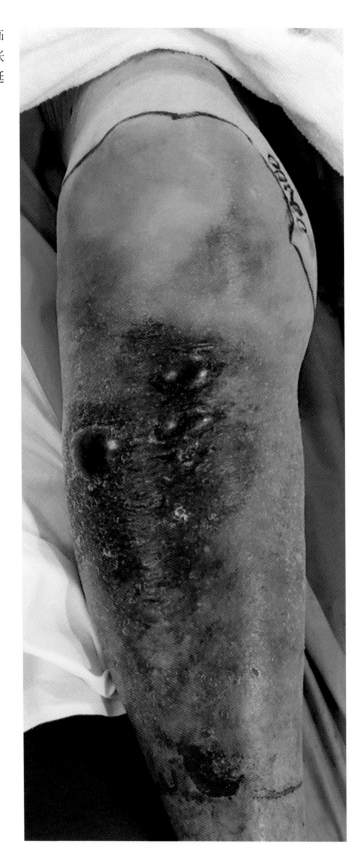

实验室检查

- 钠 128mmol/L

- 葡萄糖 405mg/dL

- 肌酐 2.3mg/dL

- 乳酸 4.5mmol/L

- C- 反应蛋白（CRP）>31mg/dL

- 白细胞（WBC）29.1×10^9/L

- 血红蛋白 10.7 g/dL

- 血小板 249×10^9/L

- 红细胞沉降率：113mm/h

- 国际标准化比值（INR）1.2

右腿的 X 线片和计算机断层扫描（CT）如图 17.2、图 17.3 和图 17.4 所示。X 线片和 CT 均显示小腿软组织内有气体。

根据患者的临床病史、体格检查、实验室检查和影像学结果，他被诊断为右下肢坏死性筋膜炎。医生开始使用广谱静脉注射（IV）抗生素，并被紧急送往手术室进行广泛的肢体清创。术中发现无血管的皮肤和皮下组织，在深筋膜层有恶臭味的"泔水"样液体流出。术后患者在重症监护病房接受治疗，并进一步调整静脉注射抗生素。术中培养出 A 组 β- 溶血性链球菌呈阳性。由于感染较广泛，在多次进一步清创后，患者随后接受了膝上截肢术，最终住院 27 天后出院到一家专业护理机构治疗。

讨论

背景

坏死性筋膜炎（NF）是一种细菌感染，它沿着受累组织的筋膜平面扩散，导致筋膜及其覆盖的皮下组织进行性坏死。公元前 5 世纪，Hippocrates 对其进行了描述，并于 1871 年由南部邦联陆军外科医生 Joseph Jones 首次在美国报道了这种疾病，他将其称为"医

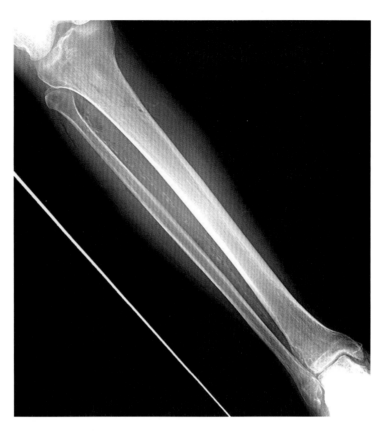

图 17.2　患肢正位 X 线片。注意组织内可见的大量空气。同时注意动脉钙化提示周围血管疾病

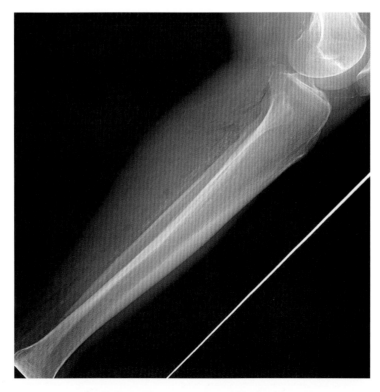

图 17.3　患肢侧位 X 线片。再次注意胫骨后方组织内的大量空气

图 17.4　患肢冠状位 CT。注意皮下组织内空气和水肿

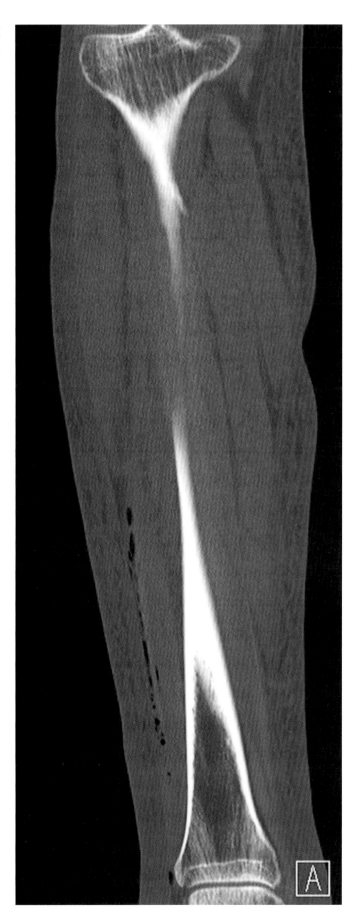

院坏疽"[1]。解剖受累通常分为两个截然不同的区域，躯干 / 会阴区和四肢，后者最为常见[2]。它通常发生在受累部位损伤之后，可以是简单的"轻微"挫伤。坏死性筋膜炎还与创伤、昆虫叮咬、手术切口、擦伤、溃疡、烧伤、穿透伤和肌肉拉伤有关[3~5]。

坏死性筋膜炎很少见，在美国大约每 100 万人中发病率约有 4 例[6]。虽然导致免疫功能低下的疾病是发展为坏死性筋膜炎的危险因素，但是大约有一半的病例发生先前健康的个体中，没有可识别的危险因素[4]。糖尿病是最常见的合并症，与 18%~60% 的病例相关，而其他合并症包括肥胖、外周血管疾病、静脉药物使用、酗酒、吸烟、营养不良、慢性心脏病、慢性皮质类固醇治疗和慢性免疫抑制[3]。早期诊断漏诊率高达 85%~100%，死亡率仍在 6%~76% 之间[3, 6]。

病理生理学

细菌通常是通过外部创伤（即撕裂，擦伤或烧伤）或肠穿孔或会阴区进入皮下组织。然后细菌繁殖并释放出各种毒素和酶，使感染沿着筋膜层面进一步扩展。感染进一步进展导致静脉和动脉闭塞，导致皮下组织和皮肤局部缺血。此时，水疱可能会形成，并最终导致皮肤溃疡和坏死。缺血和坏死的进展激活了大规模的炎症反应，然后可能导致多器官衰竭和死亡。

临床表现

坏死性筋膜炎通常始于局部炎症或红斑，可能涉及或可能不涉及先前的挫伤或创伤。在疾病进展的这一点上，它可能被误诊为蜂窝组织炎。"肿胀、红斑和过度疼痛"三联征应考虑诊断 NF[3]。随后红斑边缘的快速进展是疾病进程早期的特征[7]。

随着 NF 的进展，传统或经典的体征可能会开始发展。这些症状包括水疱或水疱的形成以及皮肤变色。虽然通常与 NF 有关，但一系列研究表明，典型的水疱和坏死仅发生在 47% 的患者中，并且只有 51% 的患者存在发热[8]。由于软组织内气体的发展，也可能会出现克隆病。软组织水肿和疼痛继续恶化。过度疼痛被认为几乎是 100% 的 NF 患者中最敏感的症状[9]。特有的"泔水样"恶臭继发于浅表脂肪坏死。还可能出现发烧、寒战、低血

压和意识 / 精神状态改变。

诊断

NF 的诊断大多是临床上的，但实验室检查和影像学检查可以帮助确诊。最重要的是，获得这些研究不应耽误紧急手术干预。初步实验室评估应包括完整的血细胞计数、代谢功能全套检查、C- 反应蛋白和凝血长骨常规。血培养也可以用来指导抗生素治疗。代谢异常在疾病过程的早期可能很轻微，但随着疾病的进展到脓毒症和多器官衰竭，代谢异常会迅速显现。常见的异常包括氮质血症、低钠血症、低蛋白血症、血小板减少症、血尿、C-反应蛋白和血沉升高、贫血，低白蛋白血症和代谢性酸中毒[3]。Wong 等开发了 LRINEC（坏死性筋膜炎实验室风险指标）评分，该评分有助于使用特定的实验室参数将 NF 与其他软组织感染区分开来[10]。这些参数包括 CRP、WBC、血红蛋白、血清钠、肌酐和血糖水平（表 17.1）。综合 LRINEC 评分有助于预测 NF，分数 ≥ 8，有 75% 的概率为 NF。

影像学检查对于确定坏死性筋膜炎的诊断也是一个有用的辅助手段。普通 X 线片检查简单、快速且易于获取。它们可能显示软组织中存在气体，但在感染的早期也可能是阴性的。计算机断层扫描也是一项有用的研究，因为它可以证明软组织和筋膜内的变化，例如增厚或水肿，以及气体的存在。与普通 X 线片相似，在感染的早期 CT 可能也是阴性的，甚至是在确诊的 NF 情况下也是阴性的[9]。磁共振成像（MRI）在 NF 的诊断中被证明具有 93%~100% 的高灵敏度，并显示了产生筋膜液化性坏死和炎性水肿继发的特征性体征[9]。尽管 MRI 可以作为确定感染范围和边界的有用工具，但不应仅仅为了获得 MRI 而推迟手术干预。

活检也是一种可以用于诊断 NF 的床旁工具。可以在床边进行"手指测试"，并通过小切口进行局部麻醉。然后将戴手套的手指插入深筋膜，会出现"泔水样"的液体，无出血和无组织阻力为阳性[3]。也可以通过冰冻切片活检快速诊断，但需要有经验丰富的病理学家[11]。与获取高级别影像检查结果的原则类似，当怀疑 NF 的诊断时，活检不应延迟手术清创。

表 17.1　坏死性筋膜炎实验室风险指标（LRINEC 评分）

CRP（mg/dL）	<15	0
	>15	4
WBC（per mm³）	<15	0
	15~25	1
	>25	2
血红蛋白（g/dL）	>13.5	0
	11~13.5	1
	<11	2
钠（mEq/L）	≥ 135	0
	<135	2
肌酐（mg/dL）	≤ 1.6	0
	>1.6	2
葡萄糖（mg/dL）	≤ 180	0
	>180	1
总分	<6	低风险
	6~7	中度风险
	≥ 8	高风险

分类

坏死性筋膜炎感染可根据革兰染色和培养结果进行分类。

1 型是最常见的，占病例的 55%~90%，并涉及多种微生物感染[12]。它们通常是术后躯干或会阴部感染（Fournier 坏疽）。从伤口中培养出多种细菌，包括非 A 组链球菌、厌氧菌和肠杆菌科。毒力被认为是由于细菌物种之间的协同作用[3]。

2 型 NF 是单微生物的，与 A 组 β - 溶血性链球菌作为唯一物种，尽管可能存在其他生物，如金黄色葡萄球菌[13]。这些感染通常涉及四肢，可以发生在先前健康的个体中。A 组链球菌自然存在于皮肤和黏膜表面。它具有多样化和获得噬菌体的巨大能力，然后可以通过噬菌体相关因子赋予毒力，增加细菌对宿主的存活率[14]。2 型 NF 患者感染进展迅速，可并发败血性休克和多器官衰竭[15]。

3 型 NF 是继发于海洋暴露，如污染的伤口或海鲜摄入，创伤弧菌或嗜水气单胞菌是最常见的分离病原体[13]。

4 型 NF 在免疫功能低下的患者中更为常见，尤其是那些大面积烧伤的患者，并且是继发于真菌病原体，如念珠菌种或接合菌。

治疗

NF 的早期治疗依赖于早期鉴别和诊断。可根据病史、临床检查和实验室检查做出诊断。影像学是一个有用的辅助手段，可以帮助确认诊断，但在感染的早期阶段可能是阴性的。早期诊断可以早期手术清创，这是治疗 NF 的基础。早期清创是减少和根除细菌并阻止坏死过程的最佳方法，该过程最终会导致全身炎症反应、脓毒症和死亡的最好方法。第一次清创的目标是移除所有坏死组织，这已被证明是提高存活率的唯一干预措施[2, 4]。清除皮肤、皮下组织、肌肉和筋膜中的所有坏死组织，直到出现健康的出血组织。在特定的侵袭性感染病例中，立即截肢作为挽救生命是必要的，尽管一些研究表明截肢并不能降低死亡率[16]。每天对伤口进行评估是必要的，而且重复清创是很常见的。一旦感染被根除，伤口覆盖就可以解决了，很多时候都需要整形外科团队的参与。

抗生素治疗是治疗 NF 的一个重要方面。筋膜血管化不良，因此手术和抗生素联合治疗感染是必要的。抗生素有助于减少细菌负荷，终止毒素产生，防止器官衰竭[3]。最初的治疗应该包括广谱抗生素，这些抗生素对革兰阳性菌、革兰阴性菌和厌氧菌具有活性。术中脓性物质和 / 或深层组织的培养允许根据种类调整抗生素治疗。当怀疑 A 组链球菌或金黄色葡萄球菌感染时，提倡早期使用克林霉素，因为它能抑制核糖体功能，从而抑制 M 蛋白和外毒素的产生。肿瘤坏死因子的合成受到抑制，从而降低了夸大的免疫反应[3, 5]。使用克林霉素治疗坏死性筋膜炎已被证明降低了 89% 的死亡率[17]。表 17.2 描述了基于培养结果的抗生素使用。

患有 NF 的患者还需要积极的补液和血压支持，特别是在重症监护室。与烧伤患者类似，清理术后造成的大伤口需要专门的营养支持和补充。尽管仍需要进一步的研究来证明其疗效，但已经描述的其他辅助治疗包括静脉注射免疫球蛋白 G（IVIG）、高压氧（HBO）和人类激活蛋白 C[18~20]。

表17.2　坏死性筋膜炎的抗生素治疗

坏死性筋膜炎的抗生素治疗			
经验性治疗	A 组链球菌	金黄色葡萄球菌	梭状芽孢杆菌种
万古霉素和	青霉素 + 克林霉素	萘甲西林	青霉素 + 克林霉素
克林霉素，外加		头孢唑林	
以下任意一种：		万古霉素（耐药菌株）	
		+ 克林霉素	
亚胺培南			
美罗培南			
哌拉西林 / 他唑巴坦			
头孢吡肟 + 甲硝唑			

气性坏疽

　　虽然有时"气性坏疽"和"坏死性筋膜炎"这两个术语可以互换使用，但它们是两种不同类型的感染，具有不同的病因和特征。尽管有不同之处，但两者的最终治疗都包括迅速的外科清创和抗生素治疗。气性坏疽也被称为梭状芽孢杆菌性肌坏死，发生在已被压碎或遭受重大创伤的失活组织。受创伤的组织为感染的发展和传播提供了媒介。它可分为由梭状芽孢杆菌和非梭状芽孢杆菌引起的。可导致气性坏疽的非梭状芽孢杆菌包括大肠埃希菌、假单胞菌、变形杆菌和肺炎克雷伯菌，主要发生在糖尿病患者身上[21]。临床检查结果与坏死性筋膜炎相似，包括进展迅速和扩大的红斑 / 水肿、皮肤变色、剧烈疼痛和水疱形成。尽管"泔水样"是坏死性筋膜炎的特征，但在气性坏疽中发现了真正有臭味的脓性病变[21]。影像学可能会显示软组织内有气体，患者可能会因肌肉坏死而迅速发展为肾功能衰竭。标准的治疗依赖于广泛的清创，切除所有坏死和感染的组织，以及根据术中培养种类针对性的使用抗生素。高压氧治疗是另一种辅助治疗方式[22]。

临床精要

1. 坏死性筋膜炎是一种严重危及生命的感染，需要及时诊断，以便开始适当的治疗。

2. 体检时可能会出现经典体征，如水疱、大疱和发烧，也可能不会出现。

3. 影像学检查，如 X 线片和计算机断层扫描，可能有助于确诊，但在感染过程的早期可能是阴性的。

4. 坏死性筋膜炎的诊断主要以临床为主，先进的影像学和 / 或活检不应延误及时的外科清创。

5. LRINEC 评分是一个有用的工具，它利用特定的实验室数值来预测坏死性筋膜炎的可能性。

6. 广泛的外科清创联合抗生素治疗是坏死性筋膜炎的主要治疗方法。

7. 气性坏疽，或梭状芽孢杆菌肌坏死，是一种独立于坏死性筋膜炎的感染。

8. 气性坏疽的治疗类似于坏死性筋膜炎，包括及时手术清创和抗生素治疗。

参考文献

[1] Jones J. Observations upon the losses of the confederate armies from battle wounds and disease during the American Civil War of 1861–1865, with investigations upon the number and charac-ter of diseases supervening upon gunshot wounds. Richmond Louisville Med J. 1871;9:453–480.

[2] Levine EG, Manders SM.Life threatening necrotizing fasciitis. Clin Dermatol. 2005;23:144–147 .

[3] Bellapianta JM, Ljungquist K, Tobin E, Uhl R.Necrotizing fasci-itis. J Am Acad Orthop Surg. 2009;17:174–182.

[4] Dufel S, Martino M.Simple cellulitis or a more serious infec-tion? J Fam Pract. 2006;55:396–400.

[5] Bisno AL, Stevens DL. Streptococcal infections of the skin and soft tissues. N Engl J Med. 1996;334:240–245.

[6] Paz Maya S, Beltrán D, Lemercier P , Leiva-Salinas C.Necrotizing fasciitis: an urgent diagnosis. Skelet Radiol. 2014;43:577–589.

[7] Wong CH,Chang HW,Pasupathy S, Khin L W , Tan JL, Low CO.Necrotizing fasciitis:clinical presentation, microbiol-ogy, and determinants of mortality. J Bone Joint Surg Am. 2003;85:1454–1460.

[8] Rodriguez RM, Abdullah R, Miller R, et al. A pilot study of cytokine levels and white blood cell counts in the diagnosis of necrotizing fasciitis. Am J Emerg Med. 2006;24:58–61.

[9] Young MH, Aronoff DM, Engleberg NC.Necrotizing fasci-itis: pathogenesis and treatment. Expert Rev Anti-Infect Ther. 2005;3:279–294.

[10] Wong CH, Heng KS, Tan KC, Low CO. The LRINEC（labora-tory risk indicator for necrotizing fasciitis）score: a tool for dis-tinguishing necrotizing fasciitis from other soft tissue infections. Crit Care Med. 2004;32:1535–1541.

[11] Anaya DA, Dellinger EP . Necrotizing soft-tissue infection: diag-nosis and management. Clin Infect Dis. 2007;44:705–710.

[12] Sarani B, Strong M, Pascual J, etal. Necrotizing fasciitis: cur-rent concepts and review of the literature. J Am Coll Surg. 2009;208（2）:279–288.

[13] Green RJ, Dafoe DC, Raffin TA.Necrotizing fasciitis. Chest. 1996;110:219–229.

[14] Currie BJ. Group a streptococcal infections of the skin: molecu-lar advances but limited therapeutic progress. Curr Opin Infect Dis. 2006;19:132–138.

[15] Leiblein M, Marzi I, Sander AL, Barker JH, Ebert F , Frank J.Necrotizing fasciitis: treatment concepts and clinical results. Eur J T rauma Emerg Surg. 2018;44:279–290.

[16] Ozalay M, Ozkoc G, Akpinar S, Hersekli MA, Tandogan RN.Necrotizing soft tissue infection of a limb: clinical presentation and factors related to mortality. Foot Ankle Int.2006;27:598–605.

[17] Mulla ZD, Leaverton PE, Wiersma ST.Invasive group A strepto-coccal infections in Florida. South Med J. 2003;96:968–973.

[18] Fontes RA, Ogilvie CM, Miclau T.Necrotizing soft-tissue infec-tions. J Am Acad Orthop Surg. 2000;8:151–158.

[19] Shupak A, Shoshani O, Goldenberg I, Barzilai A, Moskuna R, Bursztein S.Necrotizing fasciitis: an indication for hyperbaric oxygenation therapy? Surgery. 1995;118:873–878.

[20] Purnell D, Hazlett T, Alexander SL. A new weapon against severe sepsis related to necrotizing fasciitis.Dimens Crit Care Nurs. 2004;23:18–23.

[21] Wongworawat MD, Schnall SB.and infections. In: Cierny G, McLaren AC, WongworawatMD,editors. Orthopaedicknowl-edgeupdate:usculoskeletal infection. Rosemont: American Academy of Orthopaedic surgeons; 2009. p.183–190.

第十八章
髂腰肌脓肿

Jamie L. Engel, Jibanananda Satpathy

病例

一名 61 岁女性，无明显病史，急性起病一周。她在一家报社工作。当她试图从地板上捡东西时，自觉腰部突发剧烈疼痛。她还自觉间歇性寒战和双侧下肢肿胀。她的日常活动逐渐变得困难，并承认她已经有 1 周未正常进食，体重明显减轻。她到一家医院门诊就诊，胸部和腹部的 CT 以及腿部的超声检查均显示双侧下肢深静脉血栓形成和双侧肺栓塞、双侧腰肌大脓肿合并 L4~L5 椎间盘炎。她被转到我们的科室做进一步的治疗管理。

查体

患者呈恶病质，BMI 略高于 15。双侧腹部饱满，伴随着明显的压痛。髋关节活动时疼痛剧烈，双腿保持弯曲姿势；伸直时疼痛明显。

J. L. Engel (⊠) · J. Satpathy
Department of Orthopaedic Surgery,
Virginia Commonwealth University, Richmond, VA, USA
e-mail: jengel@alumni.nd.edu;
jibanananda.satpathy@vcuhealth.org

© Springer Nature Switzerland AG 2020
J. Reznicek et al. (eds.), Musculoskeletal Infections,
https://doi.org/10.1007/978-3-030-41150-3_18

实验室检查

白细胞增多，白细胞计数为 $16.2 \times 10^9/L$，血沉为 112mm/h，C- 反应蛋白为 17.7mg/dL（正常值为 0.5mg/dL）。此外她存在严重营养不良，转铁蛋白为 104，绝对淋巴细胞计数为 1000。

影像学检查

由于她的症状和病史，我们同时进行了腰椎 MRI 检查和骨盆 CT 检查。MRI 显示 L5~S1 椎间盘炎伴椎旁脓肿。CT 平扫显示双侧腰大肌大量脓肿（图 18.1，图 18.2）。

当脓肿延伸至大腿时，经由双侧髂股入路手术引流。双侧腰大肌脓肿处流出大量脓性液体。手术时放置了一个留置引流管。神经外科进行了椎板切除术和 L5~S1 区域进行了广泛的清创。患者还被发现有一颗被感染的牙齿，随后被拔掉。

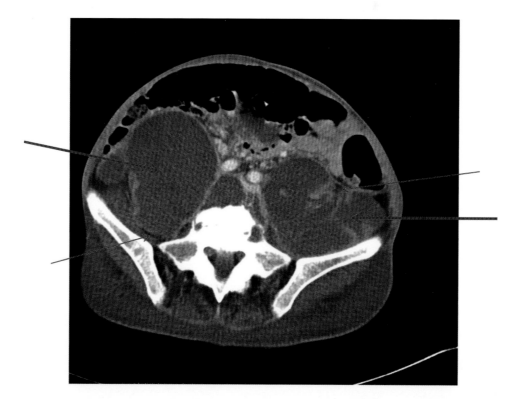

图 18.1　CT 横断面显示双侧腰大肌巨大脓肿（蓝色箭头）。可见低密度、环形强化病变。CT 片还显示脓肿内有气体（红色箭头），这是髂腰肌脓肿的常见表现

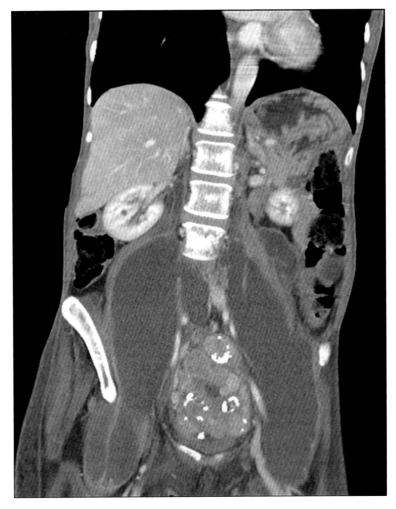

图 18.2　冠状位 CT 切片显示双侧巨大髂腰肌脓肿。根据髂腰肌的解剖，可以清楚地看到低密度的环状强化肿块

　　患者细菌培养为溶血性链球菌。随后接受了 6 周的头孢曲松静脉注射治疗。此外，发现链球菌感染后，联用甲硝唑。血管病通常与多种微生物感染有关，尤其是厌氧菌。由于无家可归和整体行动不便，患者仍住在长期护理机构。

讨论

　　腰大肌脓肿按感染源分类，原发感染是从远处（通常是隐匿的）体内血源性扩散引起的。这些最常见于免疫功能低下的患者，例如 HIV 或控制不佳的糖尿病。这里描述的患者没有任何已知的合并症。继发性感染包括通过炎症直接传播或髂骨附近结构感染引起的，例如克罗恩病、溃疡性结肠炎、憩室炎、结直肠癌、腰椎椎体骨髓、真菌性主动脉瘤、复杂的尿路感染和肾盂肾炎[1, 2]。在本例中，可能的来源是感染的牙齿，随后血行扩散到了脊柱和髂腰肌。

腰大肌脓肿的体征和症状各不相同，且不一致。最常见的症状是腰部或背部疼痛，50%~90%的患者会出现这种症状，这里的患者也出现这种症状。第二个最常见的症状是发烧，40%~60%的患者会出现发热，本章病例的患者也出现发烧[3-6]临床上描述了背部/腰部疼痛、发烧和跛行三联征，但随后发现只有大约10%的腰大肌脓肿患者会出现这种症状[4, 5]。其他常见的症状包括身体不适、腹痛、跛行、腹股沟肿块、体重减轻和髋关节活动受限。腰大肌脓肿的患者通常会将髋部保持在屈曲状态，以减轻腰大肌的紧张，并随着髋关节的被动伸直而疼痛加重。髋关节内病变的患者，如化脓性关节炎，对髋关节的体位也有同样的反应，因此，它不是一个可靠的诊断指标[1, 3, 5]。该患者具有上述的典型体征。

实验室检测通常提示贫血和白细胞增多。腰大肌脓肿患者几乎普遍存在有炎症标志物升高，包括C-反应蛋白和血沉[1]。应始终采取血液培养，因为仅有约75%的患者脓液在培养基中生长[2~5]。在这些情况下，阳性血培养可以用来指导抗生素。在这位患者中，脓液培养生长了链球菌。这是一种口腔细菌。随后对她的牙齿进行了检查，确认有一颗感染的牙齿需要拔除。

CT增强扫描是这些患者首选的影像检查方式。MRI也可以使用，特别是用来评估脊柱。此外，CT引导下经皮穿刺引流是许多此类脓肿的合理治疗选择，使CT成为首选的成像方式。一个需要考虑的问题是，当CT或MRI在症状出现5天内进行时，其敏感性降至50%；在症状出现6天后，这两种检查的敏感性均接近100%。X线片可提示腰大肌脓肿的存在，如腹膜后的气体气影或腰大肌不对称，但不能确定诊断（图18.3）。超声依赖于使用者，并且可能被肠气或患者体型所掩盖[7]。

腰大肌脓肿的CT表现包括低密度肿块、气体或气液平面、脓肿壁边缘强化和周围脂肪浸润。假阴性CT典型病例，脓肿信号不会出现衰减或产生空气。这里的病例显示腰大肌内及其附近有空气浸润的低密度肿块[7]。

所有腰大肌脓肿的一线治疗是广谱抗生素。除非脓肿的来源已知，否则在获得培养和敏感性之前，抗生素应覆盖革兰阳性和革兰阴性菌以及胃肠道和泌尿生殖道的菌群。克林霉素、抗葡萄球菌青霉素、甲硝唑和氨基糖苷类药物都应该考虑使用。如果高度怀疑结核

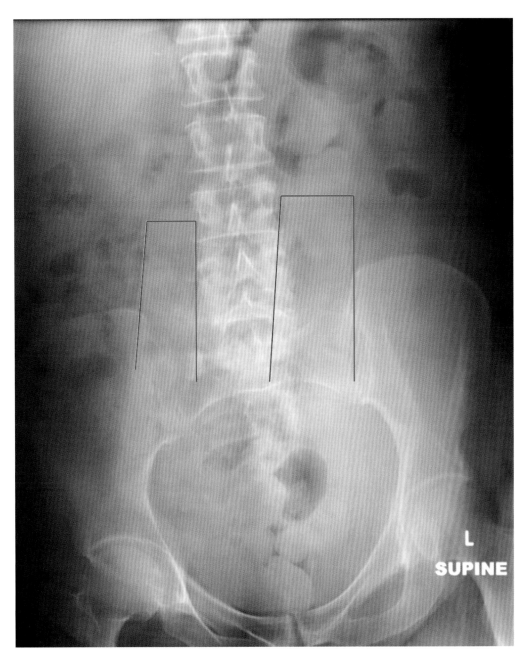

图 18.3　腹部 X 线片显示腰大肌脓肿的细微表现。在这里，腰大肌阴影在左边（蓝色轮廓）比右边（红色轮廓）更厚。这一发现对腰大肌脓肿并不敏感或特异，但提示需要进一步的影像学检查

感染，也应考虑抗结核药物。一旦产生培养和敏感性，就可更换成病原体敏感的抗生素。关于抗生素治疗的持续时间没有达成共识，报道的持续时间从 2 周到 6 个月不等。对于继发于结核病的腰大肌脓肿，抗结核药物应持续 9 个月至 1 年 [3, 6]。

　　除抗生素外，还需要脓肿引流。这可以通过开放的外科方式完成（图 18.4），也可以在 CT 或超声引导下经皮完成。对于小脓肿，单用抗生素可能就足够了，但对于大脓肿

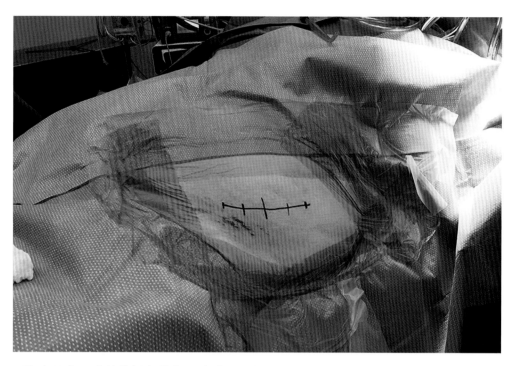

图18.4　经髂腹股沟入路骨盆侧窗前方入路髂腰肌切口。在这幅图中，患者仰卧，双腿向左，头部向右。这是许多可用于脓肿开放引流的外科手术方法之一

（>3cm），如果不引流脓肿，死亡率可高达100%[8]。对于继发性脓肿，应在腰大肌脓肿引流的同时处理脓肿的来源，以减少复发的风险。如果需要肠切除和吻合术来治疗原发来源，应首先进行分流，然后在感染消除后再进行吻合[6]。

　　腰大肌脓肿的历史死亡率一直很高，高达44%，但自从CT扫描的广泛使用导致脓肿得到更早诊断后，死亡率已大幅下降。原发性脓肿的死亡率目前已低至2.5%，而继发性脓肿的死亡率仍然相对较高，为19%[4, 9]。死亡通常与延误或治疗不当有关，最常见的死亡原因是脓毒症。其他并发症包括复发性脓肿、化脓性髋关节炎、脓毒性栓塞、静脉血栓栓塞性疾病和多重耐药感染等[3]。

临床精要

1. 腰大肌脓肿具有不一致的临床体征和症状，在鉴别诊断腰背或腰部疼痛的患者时应予以考虑，特别是当炎症标志物升高时。

2. CT增强扫描是诊断腰大肌脓肿的金标准。

3. 当在症状出现后 5 天内进行影像学检查时，所有方式的灵敏度都会急剧下降。如果脓肿的可疑程度仍然很高，影像阴性，应重复检查。

4. 这类感染最有效的治疗方法是抗生素和引流相结合。

5. 引流可以通过外科手术或 CT 引导，但在继发脓肿的情况下，重要的是要解决感染源，这可能需要手术干预。

6. 虽然腰大肌脓肿的死亡率在下降，但仍然很高，特别是在继发性脓肿的情况下。早期诊断和积极清创可降低死亡率。

参考文献

[1] Mallick IH, Thoufeeq MH, Rajendran TP. Iliopsoas abscess.Postgrad Med J. 2004;80:459–462.

[2] Shields D, Robinson P, Crowley TP. Iliopsoas abscess – a review and update on the literature. Int J Surg. 2012;10:466–9.

[3] Wong OF, Ho PL, Lam SK. Retrospective review of clinical presentations, microbiology, and outcomes of patients with psoas abscess. Hong Kong Med J. 2013;19（5）:416–423.

[4] Ouellette I, et al. Epidemiology of and risk factors for iliopsoas abscess in a large community-based study. Am J Emerg Med.2018;37（1）:158–159.

[5] Dietrich A, Vaccarezza H, Vaccaro A. Iliopsoas abscess: presentation, management, and outcomes. Surg Laparosc Endosc Percutan Tech. 2013;23（1）:45–48.

[6] Procaccino JA, Lavery IC, Fazio VW, Oakley JR. Psoas abscess:diffculties encountered. Dis Colon Rectum. 1991;34（9）:784–789.

[7] Takada T, Terada K, Kajiwara K, Ohira Y. Limitations of using imaging diagnosis for psoas abscess in its early stage. Intern Med.2015;54:2589–2593.

[8] Yacoub WN, Sohn HJ, Chan S, et al. Psoas abscess rarely requires surgical intervention. Am J Surg. 2008;196:223–227.

[9] Lai YC, Lin PC, Wang WS, Lai JI. An update on psoas muscle abscess: an 8-year experience and review of literature. Int J Gerontol. 2011;5:75–79.

第十九章
金黄色葡萄球菌皮肤感染

Jonathan K. Pan Julie Reznicek

病例

一名46岁非洲裔美国男性，因左大腿前红斑、增大的疼痛性结节从监狱被带到急诊科。患者主诉这些"肿块"之前就存在，有人告诉他说是蜘蛛咬的。他既往患有高血压病和吸烟史。他否认发热、寒战等全身症状。

查体

左大腿前红斑，大小约2cm，其中可触及结节，大小约3cm，有波动感。患者被诊断为皮肤脓肿，予以床旁切开、引流。脓性分泌物送细菌培养。革兰染色如下图（图19.1）。切口包扎并给予10天多西环素治疗。

背景

在美国，皮肤和软组织感染（SSTIs），包括脓疱疮、蜂窝织炎和皮肤脓肿，占所有

J. K. Pan (✉) · J. Reznicek
Division of Infectious Diseases,
Virginia Commonwealth University, Richmond, VA, USA
e-mail: Jonathan.Pan@vcuhealth.org

© Springer Nature Switzerland AG 2020
J. Reznicek et al. (eds.), Musculoskeletal Infections,
https://doi.org/10.1007/978-3-030-41150-3_19

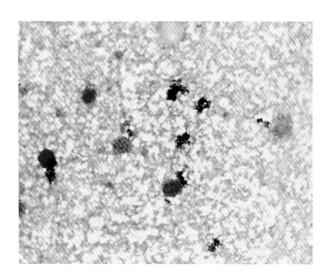

图 19.1　革兰染色 ×1000

急诊科门诊的 3%。其致病病原体通常很难鉴定，特别是蜂窝织炎。但是，如果能够合理地获取微生物样本，最常能够鉴定出金黄色葡萄球菌[1~3]。

金黄色葡萄球菌是在 19 世纪晚期第一次从手术感染切口中分离出来的病原体。Aureus 一词是源于拉丁文，意为金色的。由于血琼脂培养基中可见的 β–溶血性菌落的颜色，因此用 Aureus 来描述这种细菌。最早用常规的结晶紫染色金黄色葡萄球菌，发现明显的革兰阳性（紫色）的球菌，就像一串葡萄。金黄色葡萄球菌既是需氧菌，又是兼性厌氧菌，同时过氧化氢酶试验阳性。生化试验可进一步区分金黄色葡萄球菌和其他的葡萄球菌种。金黄色葡萄球菌血浆凝固酶试验阳性，而其他葡萄球菌为阴性[4]。

自从 20 世纪 60 年代发现金黄色葡萄球菌是院内获得性致病菌以来，耐甲氧西林的金黄色葡萄球菌（MRSA）在院内获得性和社区获得性皮肤和软组织感染中占的比例越来越高[5]。研究表明近 50% 的 SSTIs（包括脓肿）都与 MRSA 相关[1, 6~8]。

MRSA 菌株的耐药性的机制

MRSA 的适应力的产生是因为其产生了一种改变的青霉素结合蛋白，PBP2A。这是一种催化细菌细胞壁中肽聚糖的产生所必需的酶。同其他的青霉素结合蛋白相比，PBP2A 对 β–内酰胺酶类抗生素（和其他青霉素来源的抗生素）的亲和力很低[9, 10]。这种改变就使得 MRSA 能够在 β–内酰胺酶类抗生素（甲氧西林、萘夫西林、苯唑西林及大多数的头孢菌素）的暴露中存活下来[5, 9~11]。PBP2A 由 mec A 基因编码，存在于一种称为葡萄球菌基因盒染色体 mec（SCCmec）的可动遗传因子。SCCmec 被插入、整合到细菌染色体中。目前根据其携带的基因复合体，SCCmec 可以分为 13 种。

研究表明院内获得性 MRSA（HA-MRSA）更常见的是携带Ⅰ、Ⅱ、Ⅲ型 SCCmec 的类型，而社区获得性 MRSA（CA-MRSA）更常见的是携带Ⅳ、Ⅴ型 SCCmec 的类型[12~14]。

CA-MRSA SSTIs 的流行病学

尽管 MRSA 最初是从住院患者中分离出来的，但是 MRSA 不久就成为社区常见的病原体，能感染未暴露于医疗环境的更年轻、更健康的人群[5, 14, 15]。这些新的 MRSA 菌株被认为是社区相关性 MRSA（CA-MRSA），其对非 β - 内酰胺酶类抗生素的易感性高于院内获得性 MRSA（HA-MRSA）[5]。CA-MRSA 的不同最初是由 CDC 基于流行病学因素发现的。一个过去一年间未进入医疗机构的患者入院 48h 内感染 MRSA。如今分子技术已经证实 CA-MRSA 和 HA-MRSA 基因型的区别。技术的进步使得检测某一特定的 MRSA 菌株成为可能，这成为美国 CA-MRSA 感染的主要病原体。在这个国家，这个名为 USA-300 的菌株导致大多数的 CA-MRSA 的皮肤和软组织感染[16, 17]。国内及全世界的爆发同样可以归咎于这个特别的菌株[18, 19]。尽管 USA-300 菌株的独特的基因元件已经发现，特别是更小的 SCCmec Ⅳ元件和产 Panton-Valentine 杀白细胞素（PVL）的基因，但是其在这个菌株导致的全球蔓延中发挥的作用仍然很有争议[14]。

MRSA 的 HA 菌株和 CA 菌株除了在流行病学和基因型上的区别，二者的临床特点也不同。CA-MRSA 主要是与 SSTIs 相关，而 HA-MRSA 偏向于更加侵袭性的综合征（如肺炎、菌血症）。CA-MRSA 和 HA-MRSA 的区别越发地模糊，这其实也不令人惊讶。不仅 HA-MRSA 流入社区环境中，CA-MRSA 也越来越常见于侵入性医源性感染中[14]。分子生物学技术的价值越发显现，因为有证据表明 MRSA 可能聚集多种 SSCmec 元件[12]。

治疗

美国感染性疾病协会（IDSA）2011 年发布的成人及儿童 MRSA 感染治疗临床实践指

南中认为单一的切开和引流（I&D）对于单纯的脓肿可能足够了。因为其引用的一些小规模的研究表明 I&D 联合系统应用抗生素并不能提高治愈率[20]。更大规模的研究也已经发表，证实 I&D 联合口服抗生素能够增加治愈率，减少复发。甚至对于小的非复杂性脓肿的疗效也是如此[1, 21]。在一项跨 6 个中心（Daum 等）纳入 780 例患者的随机、安慰剂对照试验表明，在 MRSA 感染的病例中，口服抗生素联合切开引流相对于单一切开引流而言，甚至对于小于 5cm 脓肿也能提高超过 20% 的治愈率[1]。这项研究被纳入在一项 2400 位患者的 Meta 分析中，分析得出结论：切开引流后系统使用抗 MRSA 的抗生素能够提高脓肿治愈率，降低复发率[21]。当然是否选择系统使用抗生素应该考虑患者的免疫状态，权衡抗生素的利弊及感染的进展程度（例如周围的蜂窝织炎，脓肿的数量）。

一些非 β – 内酰胺酶类的口服抗生素被推荐用于经验性治疗 CA–MRSA SSTIs。其中，因为其利用度、耐受性、价格和体外试验证实对 MRSA 和 MSSA 的活性的优点，关于克林霉素和复方新诺明的研究最多[5]。在多项头对头的研究中，发现这两个药对于成功治疗包括脓肿在内的 SSTIs 有着相同的疗效。有趣的是，其中一些研究表明克林霉素的复发率低于复方新诺明[1, 2, 8]。经验性使用抗生素的选择应该考虑当地 MRSA 易感性、药物相互作用及患者的过敏史、合并症（表 19.1）。

对于有广泛感染或全身性炎症反应表现的患者，应予以肠外使用抗生素。对这些患者中 IDSA 推荐使用万古霉素、利奈唑胺、达托霉素或克林霉素[20]。当选择克林霉素治疗严重的 MRSA 感染时，应当注意其可能增加固有的和诱导的耐药性[22]。头孢洛林，一

表 19.1　经验性口服抗生素治疗 MRSA 皮肤感染的选择

抗生素	剂量	潜在不良反应
克林霉素	300~450mg，3 次 /d	腹泻，胃肠道不适，增加艰难梭菌感染
复方新诺明	1~2 片（双倍剂量片剂 SMZ0.8g、TMP0.16g），2 次 /d[a]	恶心，皮疹，高钾血症，血肌酐轻度增高，急性肾损伤，晚期妊娠致畸
多西环素	100mg，2 次 /d[a]	光敏性，恶心，呕吐，妊娠和儿童禁用
米诺环素	100mg，2 次 /d[a]	恶心，眩晕，光敏性，妊娠、儿童及肾功能不全禁用
利奈唑胺	600mg，2 次 /d[a]	昂贵，潜在骨髓抑制风险，增加 5– 羟色胺综合征风险，胃肠道不适

注：[a] 根据临床疗效，用药 5~10 天

种肠外的五代头孢菌素，对 MRSA 有活性，被 FDA 批准用于 MRSA 导致的 SSTIs。研究表明，头孢洛林用于治疗 MRSA 导致的皮肤感染（包括脓肿）疗效不逊于万古霉素Ⅳ加氨曲南 [11, 23]。

感染的危险因素

一些危险因素与 MRSA 皮肤感染相关，包括最近使用过抗生素、MRSA 定植和既往有 MRSA 感染。已知的感染部位包括前鼻咽部、腋下、腹股沟 [2, 7, 15, 24~27]，其定植率（间歇或长期）高达 50%~60%。资料的综述已表明 MRSA 筛查阳性对于 MRSA SSTI 有很高的特异性，特别是对于脓肿的病例 [26, 27]。流行病学研究证实某些特定人群感染风险增高，如运动员、军人和监禁人员。尽管 MRSA 导致的皮肤感染已经被在多种运动人员中都已得到证实，但是大多数的 MRSA 感染与参与运动的相关研究还是集中在橄榄球运动 [28]。2003 年 CDC 调查了在圣路易斯公羊职业橄榄球队中 MRSA 皮肤感染的爆发。他们发现 MRSA 皮肤感染主要表现为脓肿，与身体暴露部位皮肤擦伤相关。发病率最高的运动员是司职需要频繁接触对抗位置的运动员。采取一系列的抗感染措施（包括分发含有氯己定的肥皂、合理的局部伤口处理）后，下一赛季 MRSA 皮肤感染的发生率显著下降 [29]。

复发感染和去定植的作用

不幸的是，由于 MRSA 导致的皮肤及软组织感染的复发率仍然很高，一年内复发率高达 50% [2, 7]。即使 MRSA 定植与 MRSA SSTIs 相关，去定植在 MRSA SSTIs 初发和复发中的作用仍然需要进一步证实。目前已有多种去定植的策略，包括鼻腔外用莫匹罗星、氯己定漂白浴、系统口服抗生素或者三者联合。2003 年的一项 Cochrane 综述表明这些去定植的方法的去定植率与完全不处理无明显差别 [9]。MRSA 成功去定植后似乎几个月内就会再定植。此外，去定植所用的这些方法已经导致细菌对去定植药物如莫匹罗星的耐药率的增加。尽管如此，一些小规模研究表明去定植治疗后，MRSA SSTI 复发率降低。基于这些研究，IDSA 推荐考虑采取 MRSA 去定植方法，用于反复 MRSA 皮肤和软组织感染的患者，但是这些治疗持续时间仍未知 [20]（表 19.2）。

表 19.2　MRSA 去定植建议方案 [1]

鼻腔去定植
外用莫匹罗星 2 次 /d，5~10 天
皮肤去定植
外用抗感染溶液，如氯己定，1 次 /d，5~14 天
或
稀释的漂白浴（每 3.8L 水加 1 勺漂白剂）15min，2 次 / 周，3 个月
系统用抗生素不推荐用于常规去定植

注：[1]2011 年美国感染性疾病协会（IDSA）成人和儿童 MRSA 感染治疗临床实践指南

鉴别诊断

当怀疑患者可能患有 CA-MRSA 的皮肤和软组织感染时，需要知道多种疾病都可能有类似皮肤脓肿的表现。例如化脓性汗腺炎是一种皮肤感染，表现为深在的疼痛性结节，也可能表现类似反复地皮肤脓肿。化脓性汗腺炎的典型皮损包括汗腺丰富区域（腋下、腹股沟、臀部和乳房下皱襞）的瘢痕、窦道 [27, 28]。患有化脓性汗腺炎的患者能够通过这些典型区域慢性、复发性的结节来鉴别。有趣的是这些区域的微生物学检查通常是阴性的或者检出的是正常的皮肤菌落。严重疾病的处理主要还是选择免疫调节治疗和外科切开治疗，而不是长时间的抗生素治疗 [30~32]。炎性表皮样囊肿也可能表现为类似的皮肤脓肿，伴压痛、红斑及活动性的结节。与皮肤脓肿不同的是，其炎症是由于囊肿的囊性内容物破裂至周围的真皮组织导致的，而非感染原因 [8]。

许多表现为 CA-MRSA 脓肿的患者常常说皮损处最初是因为蜘蛛叮咬导致的 [16]。在一项特别的研究中，182 位自诉蜘蛛叮咬前往急诊的患者中，只有 7 位患者（3.8%）被证实确实是蜘蛛叮咬，而 156 位患者被诊断为感染。其中 2/3 是继发于 CA-MRSA 的感染 [33]。最常见的蜘蛛品种是棕色遁蛛（Loxosceles Reclusa），甚至连不存在这种蜘蛛的区域也报告说是这种蜘蛛。因此，应该告知患者这种蜘蛛的分布区域（美国南部和中西部）及鉴别CA-MRSA 的皮肤感染和蜘蛛叮咬的临床特点。

临床精要

1. MRSA 脓肿的主要治疗是皮损的切开和引流。

2. 在一些情况下，切开引流后给予经验性口服敏感抗生素 5~10 天是有益的。口服抗生素包括克林霉素、复方新诺明、四环素、利奈唑胺。

3. 复发性 MRSA 皮肤 / 软组织感染很常见。

4. MRSA 去定植推荐用于复发性 SSTIs，但是效果及最佳方案尚不确定。

参考文献

[1] Daum RS, Miller LG, Immergluck L, et al. A placebo-controlled trial of antibiotics for small skin abscesses. N Engl J Med. 2017;376:2545–2555.

[2] Hogan PG, Rodriguez M, Spenner AM, et al. Impact of systemic antibiotics on Staphylococcus aureus colonization and recurrent skin infections. Clin Infect Dis. 2018;66（2）:191–197.

[3] Morgan E, Hohmann S, Ridgway JP, et al. Decreasing incidence of skin and soft-tissue infections in 86 US Emergency Departments, 2009-2014. Clin Infect Dis. 2019;68（3）:453–459.

[4] Rammelkamp CH, Maxon T. Resistance of Staphylococcus aureus to the action of penicillin. Proc Soc Exp Biol Med. 1942;51:386–389.

[5] Naimi TS, LeDell KH, Como-Sabetti K, et al. Comparison of community- and health care- associated methicillin-resistant Staphylococcus aureus infection. JAMA. 2003;290（22）:2976–2984.

[6] Ellis MW, Schlett CD, Millar EV, et al. Hygiene strategies to prevent methicillin-resistant Staphylococcus aureus skin and soft tissue infections: a cluster-randomized controlled trial among high-risk military trainees. Clin Infect Dis. 2014;58（11）:1540–1548.

[7] Cluzet VC, Gerber JS, Nachamkin I, et al. Risk factors for recurrent colonization with methicillin-resistant Staphylococcus aureus in community-dwelling adults and children. Infect Control Hosp Epidemiol. 2015;36（7）:786–793.

[8] Stevens DL, Bisno AL, Chambers HF. Practice guidelines for the diagnosis and management of skin and soft tissue infections: 2014 update by the Infectious Diseases Society of America. Clin Infect Dis. 2014;59（2）:e10–e52.

[9] Loeb MB, Main C, Eady A, Walkers-Dilks C. Antimicrobial drugs for treating methicillin-resistant Staphylococcus aureus colonization. Cochrane Database Syst Rev. 2003;（4）:CD003340.

[10]Hartman BJ, Tomasz A. Low-affinity penicillin-binding protein associated with beta-lactam resistance in Staphylococcus aureus. J Bacteriol. 1984;158（2）:513–516.

[11]Corey GR, Wilcox M, Talbot GH, et al. Integrated analysis of CANVAS 1 and 2: phase 3, multicenter, randomized, doubleblind studies to evaluate the safety and efficacy of ceftaroline versus vancomycin plus aztreonam in complicated skin and skinstructure infection. Clin Infect Dis. 2010;51（6）:641–650.

[12]Nagasundaram N, Sistla S. Existence of multiple SCCmec elements in clinical isolates of methicillin-resistant Staphylococcus aureus. J Med Microbiol. 2019;68（5）:720–727.

[13]Ito T, Katayama Y, Asada K, et al. Structural comparison of three types of staphylococcal cassette chromosome mec

integrated in the chromosome in methicillin-resistant Staphylococcus aureus. Antimicrob Agents Chemother. 2001; 45（5）:1323–1336.

[14]David MZ, Daum RS. Community-associated methicillinresistant Staphylococcus aureus: epidemiology and clinical consequences of an emerging epidemic. Clin Microbiol Rev. 2010;23（3）:616–687.

[15]Creech CB, Al-Zubeidi DN, Fritz SA. Prevention of recurrent staphylococcal skin infections. Infect Dis Clin N Am. 2016;29（3）:429–464.

[16]Moran GJ, Krishnadasan A, Gorwitz RJ, et al. Methicillinresistant S. aureus infections among patients in the Emergency Department. NEJM. 2006;355:666–674.

[17]McDougal LK, Steward CD, Kilgore GE, et al. Pulsed-field gel electrophoresis typing of oxacillin-resistant Staphylococcus aureus isolates from the United States: establishing a national database. J Clin Microbiol. 2003;41（11）:5113–5120.

[18]Centers for Disease Control and Prevention. Public health dispatch: outbreaks of community-associated methicillin-resistant Staphylococcus aureus skin infections --- Los Angeles County, California, 2002--2003. MMWR Morb Mortal Wkly Rep. 2003;52:88.

[19]Baud O, Giron S, Aumeran C, et al. First outbreak of communityacquired MRSA USA300 in France: failure to suppress prolonged MRSA carriage despite decontamination procedures. Eur J Clin Microbiol Infect Dis. 2014;33（10）:1757–1762.

[20]Liu C, Bayer A, Daum RS, et al. Clinical practice guidelines by the Infectious Diseases Society of America for the treatment of methicillin-resistant Staphylococcus aureus infections in adults and children. Clin Infect Dis. 2011;52（3）:e18–e55.

[21]Gottlieb M, DeMott JM, Hallock M, Peksa GD. Systemic antibiotics for the treatment of skin and soft tissue abscesses: a systematic review and meta-analysis. Ann Emerg Med. 2019;73（1）:8–16.

[22]Lim JS, Park HS, Cho S, Yoon HS. Antibiotic susceptibility and treatment response in bacterial skin infection. Ann Dermatol. 2018;30（2）:186–191.

[23]Stein GE, Johnson LB. Ceftaroline: a novel cephalosporin with activity against methicillin-resistant Staphylococcus aureus. Clin Infect Dis. 2011;52（9）:1156–1163.

[24]Mermel LA, Cartony JM, Covington P, et al. Methicillinresistant Staphylococcus aureus colonization at different body sites: a prospective, quantitative analysis. J Clin Microbiol. 2011;49（3）:1119–1121.

[25]Yang ES, Tan J, Eells S, et al. Body site colonization in patients with community-associated methicillin-resistant Staphylococcus aureus and other types of S. aureus skin infections. Clin Microbiol Infect. 2010;16（5）:425–431.

[26]Butler-Laporte G, De L' Étiole-Morel S, Cheng MP, et al. MRSA colonization status as a predictor of clinical infection: a systematic review and meta-analysis. J Infect. 2018;77（6）:489–495.

[27]Gunderson CG, Holleck JL, Chang JJ, et al. Diagnostic accuracy of methicillin-resistant Staphylococcus aureus nasal colonization to predict S aureus soft tissue infections. Am J Infect Control. 2016;44（10）:1176–1177.

[28]Kirkland EB, Adams BB. Methicillin-resistant Staphylococcus aureus and athletes. J Am Acad Dermatol. 2008; 59（3）:494–502.

[29]Kazakova SV, Hageman JC, Matava M, et al. A clone of methicillin-resistant Staphylococcus aureus among professional football players. N Engl J Med. 2005;352（5）:468–475.

[30]Saunte DM, Jemec GB. Hidradenitis suppurativa advances in diagnosis and treatment. JAMA. 2017;318（20）:2019–2032.

[31]Van der Zee HH, Jemec GB. New insights into the diagnosis of hidradenitis suppurativa: clinical presentations and phenotypes. J Am Acad Dermatol. 2015;73（5 Suppl 1）:S23–S26.

[32]Jemec GB. Clinical practice: hidradenitis suppurativa. N Engl J Med. 2012;366:158–164.

[33]Suchard JR. "Spider bite" lesions are usually diagnosed as skin and soft-tissue infections. J Emerg Med. 2011; 41（5）:473–481.

第二十章
脊椎骨髓炎和椎间盘炎

Rick Placide

病例 1

一名 48 岁女性，出现无创伤、进行性颈肩疼痛和弥漫性肌痛约 3 个月。患者主诉间歇性发热，但无其他体征或症状，否认上肢或下肢神经症状。既往病史包括静脉药物滥用、耐甲氧西林金黄色葡萄球菌菌血症和焦虑。包括颈椎影像学检查（图 20.1，图 20.2）在内的体格检查显示 C6、C7 骨髓炎 / 椎间盘炎和颈椎硬膜外脓肿。患者接受颈椎前路 C6、C7 椎体切除术和 C5~T1 脊柱重建术。手术细菌培养检出肺炎克雷伯菌。

病例 2

一名 69 岁从南美来美国探亲的女性，胸正中背部隐痛 3 个月后，出现进行性下肢麻木、无力 2 周。在发病时，由于下肢无力，无法行走。患者否认最近背部受伤或出现任何体征或症状。既往病史包括高血压和心律失常。有腰椎手术史。包括影像学检查（图 20.3，图 20.4）在内的检查显示 T6、T7、T8 骨髓炎 / 椎间盘炎和硬膜外炎伴 T7、T8 脊髓压迫。患

R. Placide (✉)
Department of Orthopaedic Surgery,
Virginia Commonwealth University, Richmond, VA, USA
e-mail: Ricky.placide@vcuhealth.org

© Springer Nature Switzerland AG 2020
J. Reznicek et al. (eds.), *Musculoskeletal Infections*,
https://doi.org/10.1007/978–3–030–41150–3_20

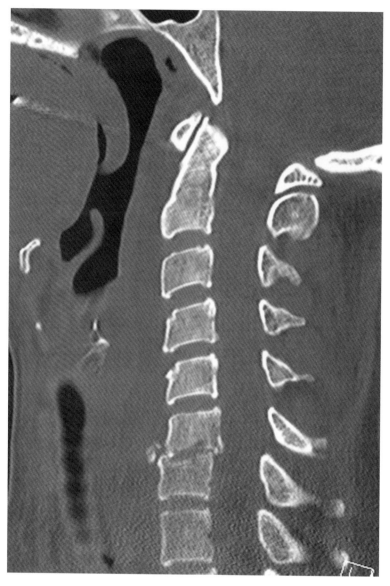

图 20.1　颈椎矢状位 CT，显示 C6~C7 椎间盘间隙及邻近椎体终板破坏性改变

者接受 T6~T8 椎体后路椎体切除术，T3~T11 椎体重建术。手术细菌培养检出耐碳青霉烯类铜绿假单胞菌。患者随后被转到住院康复中心。当患者回到南美，借助助行器行走时，术前存在的胸背部疼痛已得到缓解。

讨论

脊柱感染占矫形外科感染的 2%~7%[1]。在发达国家，脊柱感染的发病率介于

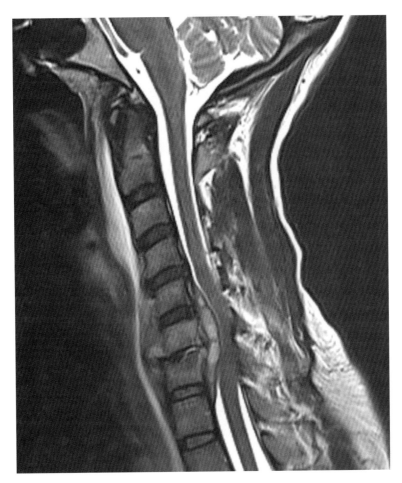

图 20.2　矢状位 T2 加权 MRI，显示硬膜外脓肿伴 C5~T1 脊髓压迫

1：10~1：25 万之间 [2]。近几十年来，随着免疫功能低下患者增多、人口老龄化、诊断能力提高以及静脉注射药物滥用增加，脊柱感染发病率呈上升趋势 [3]。造成脊柱感染的病原体包括细菌、真菌、分枝杆菌和寄生虫等。尽管脊柱感染最常见的病原体是细菌，但各地区之间存在差异。例如，在结核病高发地区，结核性脊柱感染（Pott's 病）可能是造成脊柱感染的最主要原因。

脊柱感染通常根据原发感染位置进行分型。椎间盘炎即椎间盘间隙感染，多见于儿童。骨髓炎是发生于椎骨（最常见的是椎体）中的感染。硬膜外脓肿是发生于硬膜外腔的感染。发生在椎间关节（化脓性关节炎）、椎旁软组织（腰肌、咽后间隙）和硬膜下 / 蛛网膜下间隙的感染较为少见。椎体骨髓炎和椎间盘炎在影像学上通常同时出现，常被称为化脓性脊椎炎，是脊柱感染最常见的类型。化脓性脊椎炎最常累及腰椎，其次是胸椎，然后是

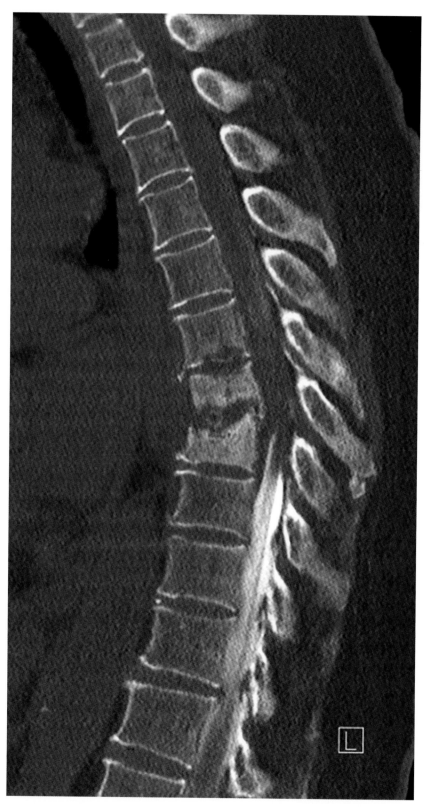

图 20.3　矢状位 CT 脊髓造影，显示 T6、T7、T8 破坏性改变

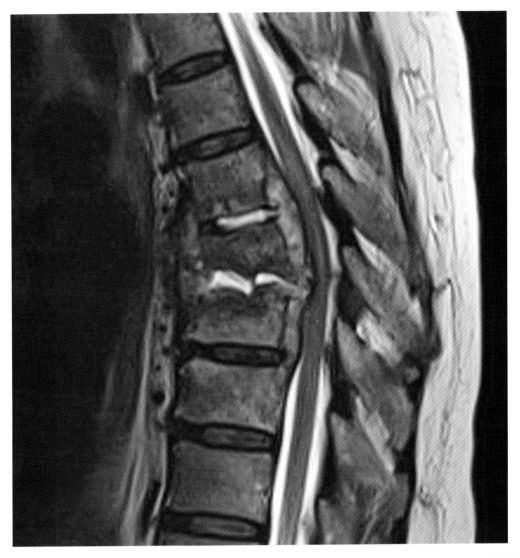

图 20.4　矢状位 T2 加权 MRI，显示 T6、T7、T8 骨破坏性改变，T6~T7、T7~T8 椎间盘间隙信号增强、脊柱后凸畸形、硬膜外炎伴脊髓压迫

颈椎[4]。

通常认为脊柱感染有三大发病机制，最为常见的是远端感染部位到脊柱的血源性播散（源自皮肤感染的葡萄球菌、源自泌尿道感染的大肠埃希菌、源自心脏瓣膜感染的链球菌等），另外两种机制分别为邻近感染扩散至脊柱和直接接种感染（如术后接种）。最常见的病原体是金黄色葡萄球菌，会造成典型的单微生物感染[2]。革兰阴性菌占脊柱感染的25%，多微生物脊柱感染占 10%~20%[5]。

脊柱感染出现诊断延误并不罕见[6]。隐匿起病的背部或颈部疼痛是脊柱感染患者最为常见的主诉，约 90% 的患者有此症状。大多数患者的症状在发病后持续约 1~2 个月。约 65% 的患者存在低热，5%~30% 的患者首发症状为神经功能缺损[7]。患者偶尔会出现败血症的症状和体征。研究证明，诊断延误会使发病率和死亡率上升；然而，对危险因素的鉴别有助于防止诊断延误。脊柱感染常见危险因素包括高龄、糖尿病、静脉药物滥用、免疫系统受损、酗酒、肝病、终末期肾病、肥胖和既往脊柱手术等[8]。由于大多数原发性脊柱感染是由其他部位感染引起的血源性播散所致，完整的病史和体格检查可有助于确定感染源。高达 30% 的原发性脊柱感染的患者也存在心脏瓣膜和心内膜感染[9]。

其他检查包括实验室血液检查（全血细胞计数、新陈代谢曲线、血沉、C- 反应蛋白和血培养）。如果临床情况允许，建议在抗生素治疗前取得细菌培养标本。如果患者患有全身性疾病，应给予静脉滴注广谱抗生素治疗。适当的影像学检查是诊断和治疗脊柱感染的重要手段。虽然 MRI 是诊断脊柱感染的首选成像方法，但 X 线检查和 CT 扫描也起到了一定的作用。由于可能发生跳跃性病变，因此应该对整个脊柱进行 MRI 扫描[10]。由于潜在高发病率和高死亡率，脊柱感染患者应在配备重症监护、内科、传染病科和脊柱外科专家的中心进行治疗。在出现神经功能缺损的病例中，康复专家也应参与治疗。

如果血培养结果呈阳性，并且影像学显示存在脊柱感染，则可根据血培养结果给予抗生素治疗。如果血培养结果呈阴性，则需要对感染部位进行经皮穿刺 / 活检。然而，最近的数据表明，在怀疑脊柱感染的病例中，CT 引导活检的诊断率约为 33%[11]。当血培养和经皮活检结果均为阴性时，建议进行开放式手术活检。通常要对组织培养进行需氧、厌氧和真菌病原体以及抗酸杆菌检测。脊柱感染患者的非手术治疗包括抗生素治疗、支具固定和密切随访。对于伴有神经缺陷、导致脊柱不稳定 / 畸形或顽固性疼痛的骨破坏、静脉滴注抗生素和支具治疗失败的患者，强烈建议进行手术清创和脊柱重建术[12, 13]。在考虑脊柱感染患者的手术时机时，早期手术比延迟手术疗效更好[14]。

临床精要

1. 近几十年来，脊柱感染的发病率呈上升趋势，可能导致高发病率和高死亡率。
2. 脊柱感染诊断延误并不罕见，可能导致不良后果。高度怀疑和鉴别脊柱感染的危险因素对于避免诊断延误起到关键作用。

3. 许多脊柱感染病例可以通过抗生素和支具来治疗。对于非手术治疗失败、需要切开活检、脊柱不稳定和 / 或神经功能缺损的患者，必须进行手术干预。

4. 脊柱感染最好采用包括内科、传染病科和脊柱外科手术等在内的多学科联合疗法。

参考文献

[1] Tyrrell PN, Cassar-Pullicino VN, McCall IW. Spinal infection. Eur Radiol. 1999;9:1066–1077.

[2] Duarte RM, Vaccaro AR. Spinal infection: state of the art and management algorithm. Eur Spine J. 2013;22:2787–2799.

[3] Many GM, Drazin D. Is the rise in spinal infections an unexpected consequence of the opioid epidemic? Neurosurg Focus. 2019;46:1–2.

[4] Ratcliffe JF. Anatomic basis for the pathogenesis and radiologic features of vertebral osteomyelitis and its differentiation from childhood discitis. A microarteriographic investigation. Acta Radiol Diagn. 1985;26:137–143.

[5] Cheung WY, Luk PD. Pyogenic spondylitis. Int Orthop. 2012;36:397–404.

[6] Babic M, Simpfendorfer CS. Infections of the spine. Infect Dis Clin N Am. 2017;31（2）:279–297.

[7] Cottle L, Riordan T. Infectious spondylodiscitis. J Infect. 2008;56:401–412.

[8] Fantoni M, Trecarichi EM, Rossi B, et al. Epidemiological and clinical features of pyogenic spondylodiscitis. Eur Rev Med Pharmacol Sci. 2012;16:2–7.

[9] Behmanesh B, Gessler F, Schnoes K, et al. Infectious endocarditis in patients with spondylodiscitis: implications for diagnosis and therapy. Neurosurg Focus. 2019;46（1）:E2.

[10] Balcescu C, Odeh K, Rosinski A, et al. High prevalence of multifocal spine infections involving the cervical and thoracic regions: a case for imaging the entire spine. Neurospine. 2019;16（4）:756–763.

[11] Sertic M, Parkes L, Mattiassi S, et al. The efficacy of computed tomography-guided percutaneous spine biopsies in determining a causative organism in cases of suspected infection: a systemic review. Can Assoc Radiol J. 2019; 70（1）:96–103.

[12] Taylor DG, Buchholz AL, Sure DR, et al. Presentation and outcomes after medical and surgical treatment versus medical treatment alone of spontaneous infectious spondylodiscitis: a systematic literature review and meta-analysis. Global Spine J. 2018;8（4 suppl）:49S–58S.

[13] Dietz N, Sharma M, Alhourani A, et al. Outcomes of decompression and fusion for treatment of spinal infection. Neurosurg Focus. 2019;46（1）:E7.

[14] Segreto FA, Beyer GA, Grieco P, et al. Vertebral osteomyelitis: a comparison of associated outcomes in early versus delayed surgical treatment. Int J Spine Surg. 2018;12（6）:703–712.